拯救你的睡眠

THE SLEEP REVOLUTION

Transforming Your Life, One Night at a Time

［美］阿里安娜·赫芬顿（Arianna Huffington） 著

陈晓耘 译

中信出版集团 | 北京

图书在版编目（CIP）数据

拯救你的睡眠 /（美）阿里安娜·赫芬顿著；陈晓
耘译. -- 北京：中信出版社，2021.9
书名原文：The Sleep Revolution: Transforming
Your Life, One Night at a Time
ISBN 978-7-5217-3064-7

Ⅰ. ①拯… Ⅱ. ①阿… ②陈… Ⅲ. ①睡眠—普及读
物 Ⅳ. ① R338.63-49

中国版本图书馆 CIP 数据核字（2021）第 084429 号

拯救你的睡眠

著　者：[美] 阿里安娜·赫芬顿
译　者：陈晓耘
出版发行：中信出版集团股份有限公司
　　　　　（北京市朝阳区惠新东街甲 4 号富盛大厦 2 座　邮编　100029）
承 印 者：三河市科茂嘉荣印务有限公司

开　本：880mm×1230mm　1/32　印　张：8.75　字　数：260 千字
版　次：2021 年 9 月第 1 版　　印　次：2021 年 9 月第 1 次印刷
京权图字：01-2019-7331
书　号：ISBN 978-7-5217-3064-7
定　价：59.00 元

致所有因睡眠不足而感到不适或疲惫的人

目　录

第二部分
养成好的睡眠习惯

引　言

睡觉是人生最重要的事

　　我成长在雅典一个一居室的公寓里，在那里，"睡觉"一直都是最重要的事。我十一岁时，父母离婚了。我和妈妈、妹妹一起住在一个房间里。我们都明白别人睡觉的时候尽量不要去打扰他们。如果我需要在妹妹上床后学习的话，我就必须去厨房里学习，这样灯光就不会搅扰她。睡眠对我们的健康、快乐和学业至关重要，这一点上妈妈很坚持。但是我离开家后——先去剑桥大学学习，然后到伦敦生活和工作——开始相信流行文化信奉的：睡眠不足是取得成就和成功的必要条件。在"错失恐惧症"（一种担心会错失什么的焦虑心情）这个词被发明出来之前，我就已经表现出了这种症状（这个词可能是睡眠被剥夺的千禧世代发明的）。

　　睡觉就该被诅咒——这种新的生活观念持续了很多年，直到2007年4月，我在《成功的第三种维度》（*Thrive*）一书中写道，睡眠不足、疲惫不堪和精疲力竭已将我压倒。那时我带即将上高一的女儿克里斯蒂娜去理想的大学参观旅行。我们达成了一个共识，或者准确点说，应女儿要求，在旅行的日子里，我不能碰我的黑莓手机。但我不能停止工作。每天晚上吃完饭回到酒店，我们就已经疲惫不堪了，接着就像是角色转换一样，克里斯蒂娜做完必须要做的事就睡觉了，而我像个鬼鬼祟祟的少年一样熬到很晚才睡。我的电脑和黑莓手机一直亮着，我要回复所有的紧急邮件，总是尝试把整整一天的工作压缩到原本属于睡眠的时间里。工作到凌晨三点，我已经困到眼睛都睁不开了。没睡三四个小时，我又切换到白天模式。工作比睡眠更重要，至少对于 2007 年的我来说是这样的。我那时正在运营一个以我名字命名的新公司，因此无法脱身，必须在白天做一个好妈妈，同时整晚工作，回复数百封电子邮件，写很长的博客。这种工作和生活方式似乎运转得很顺利，直到有一天，它行不通了。

布朗大学一个寒冷的雨天清晨，我们迷茫地走着，就像是经历考试周一样压抑。我们走了三分之一的路程，克里斯蒂娜贴到我身边和我说，"我不适合这里，不如结束行程去喝点儿咖啡"。我感觉好像得到了一张豁免卡。好呀！好呀！最近的星巴克在哪儿？我们多快可以到那儿？我希望能够直接飞过去。我身体对今天第四次注入咖啡因已经迫不及待，提神饮料能够让我更好地开启夜间的工作。

就这样，大学参观旅行结束了，但我没有直接飞到洛杉矶的家。在我过于自信都能够完成的行程中，写着我要首先飞到波特兰参加演讲，演讲完晚上飞回洛杉矶。本来回到家就很晚了，睡上四个小时又要起床，去接受 CNN（美国有线电视新闻网）的采访。我不知道我为什么答应下了这件事，但是这种程度的疲惫还没让我真正意识到自己已经很累了，因为我已经不记得轻松是什么感受了。疲惫就像是喝醉一样，不仅会促使我做出错误的决定，甚至让我无法做出决定，在白天我也仿佛处于梦游状态。

我知道傲慢是要受到惩罚的。一次采访后回到办公室，我感觉身体再也支撑不住了，我晕倒在地，醒来时发现流了满地的血。我痛苦并且深刻地重新认识到我妈妈——一个没接受过正式教育，甚至没有健康和科学知识背景的人——许多年前靠直觉就明白的话："不管我们面临怎样的外部环境，是一个狭小、拥挤的公寓，还是满满的工作安排，睡眠都是人类必须尊重的基本需求。"

睡眠是人类最大的共同点。它将我们和他人、祖先，以及我们的过去和未来联结在一起。无论我们是谁，居住在世界上哪个角落，在生活中处于什么样的状态，我们对睡眠都有着共同的需求。这种需求一直贯穿在人类的发展史中，但我们与睡眠的关系经历着戏剧化的起起落落。现在这种关系正遭遇危机。

这种危机的迹象潜藏在我们周围。比如，在谷歌上输入"为什么我"，在你输完后面的内容之前，谷歌的自动完善功能——基于最常见的搜索——会帮你列出可能的想法。第一个候选项就是：为什么我这么疲惫？几个字就准确地捕捉到了全球的流行思潮。这说出了新时代人类的心声。不仅在纽约这样，在多伦多、巴黎、首尔、马德里、新德里、柏林、开普敦和伦敦也是这样。睡眠不足成了全世界新的通用语。

尽管我们可能没太感知到，但就睡眠这件事，我们确实说了很多话（也发了很多帖子）。你在苹果手机应用商店搜索"睡眠"，会出现接近 5 000 个结果；在 Instagram（照片墙）"睡眠"这个关键词下，有 1 500 万张照片，在"困"这个关键词下有 1 400 万张照片，在"疲惫"这个关键词下有 2 400 万张照片。在谷歌上快速搜索"睡眠"，能得到 8 亿条结果。睡眠不仅埋藏在我们的潜意识里，还以前所未有的高频率出现在我们的脑海里，出现在新闻中。

尽管我们都明白，睡眠对我们的身体、大脑、情感和精神等各个方面有多么重要，但实际上保证充足的睡眠越来越难以做到。而且这里存在一种悖论：科技的发展让我们对睡觉的时候外界发生的事了如指掌，但是科技发展也是我们不得不牺牲睡眠这个基本生存需求的主要原因之一。

当然，不仅科技是我们与一夜好眠之间的障碍，集体错觉也让我们认为夜以继日地工作、殚精竭虑地思考是通往成功必须付出的代价。我们的方法并不神秘：觉得白天的时间不够用，因此要牺牲其他时间。睡眠最容易被牺牲掉。实际上，在如此严苛的"成功"的定义面前，牺牲睡眠是无法带来所谓的成功的。

但我们对于成功的定义就是那么可悲、狭隘。因此我写了《成功的第三种维度》这本书，探索当我们扩大了对成功的定义，超越金钱、地位、权力等现代指标，纳入幸福、智慧、好奇心和乐于助人时，我们才能过得更加幸福。

睡眠是提升幸福感的最重要的元素，并且会与生活中其他部分产生深刻的相互影响。睡足七八个小时后，我会更容易去调节情绪、锻炼身体，做出更加明智的决定，并且与他人深入地沟通。

我在走遍全美宣讲《成功的第三种维度》这本书时，发现被提及次数最多的就是"睡眠"：要睡足有多么不容易，白天的时间有多么不够用，要放松一下多么困难，入睡和保持睡眠状态有多难，哪怕我们已经给睡眠留出足够的时间。自从我转换为睡眠事业的拥护者，无论我走到哪儿，总会有人把我拉到一边，压低声音诡秘地对我耳语："我睡得太少。每时每刻我都感到疲惫。"一次我在旧金山演讲完以后，一位年轻的女士告诉我说："我不记得上一次我感到精神满满是什么时候了。"所有人都想知道，"我该怎么做才能获得更充足的睡眠？"

很明显，我们如果想要发展得好，就要从睡好觉开始，它是通往幸福生活的大门。从出生到去世，我们都与睡眠有着密切的关系。对于新生儿的父母，睡眠是最重要的话题。人们会问"孩子睡得怎么样"，或者是"你睡得怎么样"，"可以在空闲时间读读这二十五本关于如何让新生儿入睡的书"。对于每一位有孩子的人来说，亚当·曼斯巴赫 2011 年的新书《快给我睡觉》能登上畅销书排行榜的第一名毫不奇怪。在睡眠大业的末端，在我们即将关闭生命之门的时候，大多数人都认为"平静地睡去"一词是最好的死亡方式。

我们所有人与睡眠的关系都密切而独特。我们与睡眠做斗争的时候，就像是和一直没有分彻底的前任相处一样剑拔弩张、藕断丝连。有时它很乖巧，可以支持我们在清醒时做好所有事；有时它很不正常，富有毁灭性。改述迷恋睡觉的托尔斯泰的话：不幸的睡眠各有各的不幸。不管我们拥抱它还是抗拒它，无论我们怎么选择，都必须和睡眠打交道，每天如是。

确切地说，我自己与睡眠之间的关系就经历着起起伏伏的变化。多年来，在我和睡眠关系的上升期，每天早上醒来后我都会记录下昨晚做的梦。我在床头柜上放了一个小小的笔记本，在白天纷乱的需求侵扰我之前，我会记下能记住的梦中的所有细节。这段关系就像与我的亲密笔友相处一样，我有机会每晚和它见面——那是一个难以描述的、不受时间影响的、更加深刻的自己。我只能用早间时光来做这件事，它的效果却可以回响一整天。

但是，就像经常发生的那样，情况忽然转变了，我的大女儿出生了。我与睡眠的关系没有终结，毕竟也无法终结，但是确实遭遇到了困难。那种一觉睡到自然醒的美好经历一去不复返。我们面临着新的现实，睡眠成了可望而不可即的事。白天和夜晚之间的转换消失不见了，与其他事情相比，睡眠微不足道。吃饭这件事，我也是进门前在路上狼吞虎咽解决的。睡眠成了需要克服的障碍，成了一种令我觉得无法负担的奢侈品。二女儿出生后，情况变得更糟了。在我的脑海中，睡足觉就意味着我要牺牲掉花在孩子身上的时间，那些我与她们相处的时光，或仅仅是为她们准备好明天一切的时间。当然，实际上我在她们那里牺牲掉的是我真正地陪伴她们的能力。

即使现在孩子的睡眠需求已经没有那么紧迫了，但我也无法做到比孩子更早地踏进梦乡。正如大多数人做的那样，我创造出了一种我认为不需要过多睡眠的生活。当我不需要在孩子身上花费那么长时间时，这部分时间便被其他事占据了——专栏、演讲、写书，以及我的"另一个小孩"《赫芬顿邮报》。于是在过度劳累和永远不知疲倦的状态之间游走成了我的新常态，终于有一天，警钟敲响了。

上火车容易，下火车难。

——米兰·昆德拉，《小说的艺术》

那一刻，我还不知道为什么会晕倒（我整个人跌倒在地，脸磕在桌子上，磕到了颧骨）。我去看医生，坐在候诊室里，想要找出晕倒的原因，这时我才开始思考自己一直以来的生活。我有足够的时间问自己一些宏大的问题，就像是希腊的哲学家所做的核心工作一样：什么叫过上"幸福的生活"？

我思考的结果是，我没有做错。可惜，事实上，一切都错了。诊断表明我晕倒是因为急性疲劳，比利时哲学家帕斯卡·沙博称之为"文明病"。这一切的根源都是睡眠这件事。假如我真的想为了想要的生活做一些改变，我就必须从改变睡眠开始。我开心地宣布，我和睡眠现在又牢固地联结在了一起。但是，就像医生在康复计划中所说的，这种联结只是暂时的。

就我了解的当今世界，牺牲睡眠时间是最容易做到的。如果我们意志不够坚定，没有深思熟虑，我们就无法保证睡眠在生活中的优先权，就会睡眠不足。一夜好眠比以往任何时候都难做到。由于工作和生活的需要，由于发光的屏幕和嗡嗡作响的设备越来越多且无所不在，我们与世界上所有人的联系都过于紧密了——从醒来的那一刻到睡着的那一秒，我们一直在与他人发生联系。除非保持警惕，否则就会失去自我。

有什么比那夏天里的风更温柔？

有什么比那美丽的蜂鸟更俊俏？

它在绽放的花儿上歇脚，

又在树荫间欢喜雀跃。

有什么比那蔷薇更安静？

托身于绿岛，寂寂无闻。

有什么比那弥漫山谷的枝叶更奇丽？

有什么比那夜莺的家巢更幽深？

……比浪漫故事的传奇更充满幻想？

是你，睡眠？你轻轻地合上我们的双眼！

——约翰·济慈，《睡与诗》

当我们把生命视为一段精神之旅，我们就变得有点自相矛盾：我们专注于从自身的外在角色来认识自己，比如工作、外表和银行账户存款等，对于生命的深层维度却漠不关心。诸如《睡美人》或者《白雪公主》这样的童话故事，女主人公因为被施了黑魔法而长眠不醒，只有等王子解救才能醒过来。在日常生活中，我们都需要这样一位王子，但是我们等不到。我们只能做自己的白马王子，将焦点从对外部世界的关注上移开，转而通过发现自身的奇迹来唤醒自己。伟大的睡眠能唤醒这一切。卡尔·荣格说："梦能够展示内在生命的秘密，向做梦者揭示他潜藏的人格。"

我们生活在睡眠科学研究的黄金时代。研究向我们揭示了睡眠和做梦怎样在我们的决策、情商、认知能力和创造力方面发挥决定性的作用。同时，睡眠不足经常会导致焦虑、压力、抑郁和其他疾病，近些年来我们才开始了解睡眠不足会引发的生理疾患。20 世纪 70 年代，全美只有 3 家致力于治疗睡眠障碍的中心。到了 20 世纪 90 年代，这个数字增加到了 300 家。而今天，有超过 2 500 家经过认证的睡眠中心。

即便如此，仍存在一种错误的观点，认为人们睡五六个小时可以和睡七八个小时一样做好工作。这种看法不仅仅会影响我们的身体健康，还会影响我们的工作效率和决策力。换句话说，我们可能想不出本来能想出的那些好点子，也可能拿不出创造性的方法去解决问题，或者我们可能脾气暴躁，抑或是白白浪费了一天（日复一日，年复一年）。甚至在一些行业，比如医院、公路运输或者航空业，睡眠不足成了生死攸关的问题。

即使睡眠科学在不断发展，我们依然迫切需要重新发现睡眠的奥秘。每晚临睡前，我们都要提醒自己，人生的价值不仅在于成功，奋力拼搏之外还存在一种至关重要的宁静状态，它从生命的深处来，从远古来，能让我们暂时摆脱周遭无穷无尽的嘈杂纷乱。我们通过睡眠将自己同这种宁静的状态联结起来，即使经历了一整天的忙碌紧张，我们依然可以利用它。雷·布雷德伯里说："在学会得到之前，你必须先学会放手。"向睡眠让步是我们最后的放手。

我写作这本书的目的就是要从各个角度仔细研究睡眠这种古老、不可缺少并且布满神秘色彩的现象，探索我们怎样运用睡眠将失调的生活重新拉回正轨。我希望你确信从知道到做到、从了解到行动的必要性。我会拿出压倒性的证据来证明我们确实遭遇了睡眠危机。超过 40% 的美国人做不到理想状态下的每晚至少睡 7 个小时，世界上其他国家的人也差不多（甚至更少）。我们会看到这种状况怎样影响了各行各业，比如交通、医疗、政治到法律的实施。工业革命开始以后，睡眠成了工作的一大障碍——现在我们才刚刚开始摆脱那种状态。那时，人们认为生产效率比睡眠更重要。20 世纪，工人运动开始抵制工作对个人生活的侵害。之后，随着睡眠科学的发展，我们发现睡眠确实与身心健康各个方面密切相关。20 世纪末，我们看到科技的进步实际上纵容了我们一直在工作的状态，这就是我们今天所处的时代。于是，我探索睡眠科学，想找出睡眠究竟能起到什么作用。答案很简单，那就是：作用很多。睡眠并非一段静止的状态，睡眠令大脑的很多部分保持飞速运转，如果我们忽视睡眠，大脑就无法工作，这会产生巨大的影响。缺乏睡眠会使我们患糖尿病、心脏病、中风、癌症、肥胖和阿尔茨海默病的风险大大增加。此外还会引起睡眠障碍，包括睡眠呼吸暂停综合征、失眠和大脑综合征。

我探索了激发睡眠革命的创新、改革、发明和科技。人们想要睡得更多，市场正在做出回应。酒店的房间正在变成睡眠的殿堂，学校也正在根据青少年的睡眠需求来调整上学的时间，追踪睡眠情况的可穿戴技术市场迅速发展，一系列的智能产品，比如智能床垫和智能手机，进入到我们的生活中。然而，还有很多事等着我们去做。解决睡眠危机不仅仅需要我们在对待白天和夜晚的态度上做出实际的改变，而且需要重新思考我们的当务之急和自我的真正价值。睡得好，我们感觉也会更好，反之亦然。

我相信你会从这种探索中重新发现睡眠并尊重它，你还有可能发现自己爱上了它。我们必须重新夺回"睡眠"这块特殊的领地，不仅因为睡眠能帮助我们更好地工作，让我们更健康（即使你已经很健康了），还因为睡眠提供了一种独特的方式，让我们与内在的自我沟通。我们睡着时，那些在清醒时用来定义我们的事情——工作、人际关系、愿望以及恐惧的事——都会逐渐退去。这让获得大家都认同的睡眠的益处（或者说是"奇迹"）成为可能：结束睡眠之旅，我们就能用崭新的目光、振作的精神来重新认识世界，精力充沛地回到现实生活的轨道中来。有两股绳子牵引着我们的生活：一股绳子促使我们积极入世，去成就未来，去创造可能；另一股绳子将我们拉出世界，滋养我们，让我们重新充满力量。这两股绳子看似矛盾，但实际上在增强彼此的力量。

我希望读完这本书，你能够受到鼓舞，带着睡眠的神奇力量，重新开启你与睡眠之间的关系。希望你能参与这场睡眠革命，重新改造你的生活，改造我们的世界。

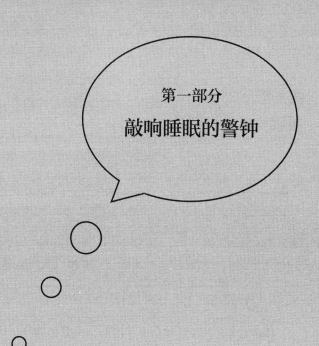

第一部分

敲响睡眠的警钟

第一章
睡眠危机与过劳死

　　沙舍瑞斯·古普塔是高盛集团旧金山分部的分析师。2015 年他初入投行，一周上百小时的工作把他压得喘不过气来，于是，他决定辞职。但不知道是出于社会压力还是自身压力，他又很快回到了原来的工作岗位上。复工一周后的一天，古普塔在凌晨 2∶40 给父亲打电话，说自己已经两天两夜没合眼了。他告诉父亲有一个幻灯片必须当天做完，并且还要筹备明早的会议，而现在，办公室里只剩下他一个人了。父亲让他赶紧回家，但古普塔表示要再工作一小会儿。几个小时候后，他的尸体在住所旁的街道上被发现。他从高层公寓一跃而下。

"过劳死"就发生在我们身边。虽然过劳死是一个极端现象，但如今，因为睡眠不足导致死亡的事件屡见不鲜。

在工业化世界里，睡眠不足就像幽灵一样阴魂不散。这个问题远比我们想象的更严重，它的风险比我们意识到的更高。我们白天和夜晚的时间都遭受着前所未有的侵蚀——每天的日程被事情塞满，醒着的时间忽然变得更值钱了。本杰明·富兰克林说："时间就是金钱！"这句话已经成为企业界的口头禅。但时间能变成金钱是以牺牲睡眠时间为代价的。工业革命之后，我们对待睡眠的态度就是能省则省，就像我们虽不情愿却要出于义务去拜访远房亲戚一样。

科学家已经成功地证明了人类祖先凭直觉就明白的事：睡觉不是在浪费时间。睡眠是一段密集的神经活动时间——自我修整、巩固记忆、净化大脑和神经化学物质，以及进行认知维护。准确来说，睡眠时间和清醒时间一样宝贵。事实上，适量的睡眠能够让我们在清醒时间里的每一分钟都更有效地工作。

但如今，社会运行大体都受到集体错觉的影响，我们简单地认为牺牲睡眠时间就能完成其他人生追求。这会导致我们的睡眠时间被随意地、无限地占用，来满足越来越繁忙的生活以及臃肿的待办清单。我们看到这种错觉反映在语言中——"等到死了再睡个够"，在邦乔维的热门歌曲、已故摇滚歌手沃伦·泽文的专辑和一部由克里夫·欧文主演的犯罪片里都有体现。不管你去哪里，睡得少的人都被称赞为"有魅力"。睡觉是我们文化中优先事项名单里的最后一件事。在当今世界，我们对成功的概念充满深深的误解——只有承受住劳累与压力才能获得成功，再加上互联网世界每天 24 小时、一周 7 天不分昼夜的干扰和诱惑，睡眠遭受着前所未有的威胁。

因疲惫而晕倒时，我感受到了缺乏睡眠要付出的高昂代价，也担心起我的亲友（或是陌生人）是否会经历相同的困境。拉吉夫·乔希是我担任董事的非营利性组织 The B Team 的总经理，The B Team 是由理查德·布兰森和约亨·蔡茨创立的，致力于帮助企业改变"赢利是衡量成功的唯一标尺"这一迷思。2015 年 6 月，The B Team 在意大利的贝拉吉奥开会期间，30 岁的拉吉夫突发疾病而晕倒。由于无法走路，他在贝拉吉奥当地的医院里待了八天，之后又做了数周的理疗。在与医学专家的谈话中，他了解到：我们都有一个"发作阈值"，若是不花足够的时间去休息，我们就会无限接近这个阈值。拉吉夫就跨越了这个阈值，掉下了悬崖。他回来工作后告诉我，"创造一个更加公平、可持续发展的世界，是一场马拉松，不是短跑，因此我们要带着满满的能量和强大的可续航能力出发"。

根据最近的盖洛普民意测验，全美成年人中有 40% 的人睡眠不足，远远少于理想的每晚 7 个小时。波士顿儿童医院儿童睡眠障碍中心主任朱迪斯·欧文斯说，足够的睡眠和充足的营养、体育锻炼、系安全带一样重要。但是大多数人大大了低估他们的睡眠需求。克利夫兰诊所首席健康顾问迈克尔·罗伊森说："这就是睡眠是我们最轻视的健康习惯的原因。"美国国家睡眠基金会的报告证明了这一观点：有 2/3 的人无法在工作日获得充足的睡眠。

睡眠危机是全球性的。2011 年，一项在英国开展的调查表明，过去 6 个月里平均每晚睡眠时间不足 7 小时的人占到了 32%。到 2014 年，这一比例飙升到了 60%。2013 年的调查显示，超过 1/3

的德国人和超过 2/3 的日本人在工作日睡眠不充足。在日语中，有种说法叫"inemuri"，意即"在场时睡着"，就是说，你太疲惫了，以至在开会时睡着了。这种现象被赞赏为专注与勤奋的象征，也是我们需要面对的睡眠危机的另一表征。

可穿戴设备公司卓棒收集了数千名佩戴"UP 活动跟踪智能手环"的用户的睡眠数据。根据这份数据记录，可以看到睡眠时间最短的城市。日本东京居民的每晚睡眠时间低至危险的 5 小时 45 分钟。韩国首尔居民的是 6 小时零 3 分，迪拜是 6 小时 13 分，新加坡是 6 小时 27 分，中国香港是 6 小时 29 分，美国拉斯韦加斯是 6 小时 32 分。你要是比拉斯韦加斯人睡得还少，说明你确定存在睡眠问题。

当然，这些在工作面前都不值一提，或者说得更远些，我们如何定义成功，以及什么是我们生命中更重要的事，这些事情影响着我们对工作的定义。在消耗你时间的事情中，工作是第一位的，这种绝对的信仰也会让你付出很大的代价。更糟的是，科学技术让越来越多的人和工作形影不离，不管我们身处何地——工作待在我们的口袋里，化身为手机追着我们跑。

我们的家、我们的卧室里，甚至是我们的床上，哔哔声、震动声此起彼伏，闪烁的屏幕令人眼花缭乱。只需要按动一个按钮，就可以开启无数种连接的可能，与我们的朋友联系，参与到整个世界中，看所有从未看过的电视节目和电影。人类是社会动物，我们都是连接线上的一环。我们即使有些时候没有用数字化的手段连接在一起，但也一直处在联系的预期状态中。经常处于这种状态，我们无法做到在上床的那一刻调整心态放松一下。我们对怎样安顿自己去睡觉这件事没太认真想过，家里能休息、加油的地方太少了。科技产品可以在家里充电，但是我们的身体不能。

现在，"时刻在线"被视为成功的先决条件，就像艾伦·德里克森在《危险的困倦》（*Dangerously Sleepy*）一书中写的那样："如今要在全球化竞争的世界生存，睡眠不足成了必要的素质。"牺牲必要的休息时间，或者认为自己没必要休息，把自己的时间交给别人掌控，365 天每天 24 小时随时待命被看作成功的必要条件，这比起托马斯·爱迪生的时代有过之而无不及。美国人比以往更不相信任何形式的睡眠的力量。

1990 年至 2000 年，美国人每年都给自己增加了相当于一周的满额工作量。旅行网站 Skift 2014 年的调查显示，超过 40% 的美国人一整年都没有出去旅行过。这些增加的工作时间都是以放弃休息时间为代价的。波士顿布列根和妇女医院睡眠与昼夜节律紊乱中心主任查尔斯·蔡斯勒认为，在过去的 50 年里，我们工作日的睡眠时间从每天 8 个半小时降到了不到 7 小时。当今 30% 的上班族称每晚只能睡 6 个小时或更少，70% 的上班族认为自己的睡眠时间不足。靠不足 6 个小时的睡眠死撑成了职业倦怠的最大诱因。

对于世界上的很多人来说，资金紧张的恶性循环也导致了睡眠不足。如果你要做两三份工作才能勉强维持生活，那"多睡会儿"可能不会排在你的清单前列。和医疗保健一样，不是所有人都能获得充足的睡眠。睡眠成了社会不公平的另一牺牲品。2013 年芝加哥大学的一项调查发现，"较低的社会经济地位与较差的睡眠质量、不断增强的睡意、睡眠不足带来的抱怨呈正相关"。但矛盾的是，我们的生存环境越具有挑战性，我们就越有必要尽力帮助自己忍耐和克服遇到的挑战。这也是为什么在乘飞机时，我们被告知"先确保戴好自己的面罩"。

在哪里睡觉也会影响我们的睡眠。纽约州立大学石溪分校预防医学专业教授劳伦·黑尔说："我看过的所有研究都显示，睡眠质量与所在社区的人员素质有直接联系。"如果你住在一个充满帮派冲突、暴力事件频发的社区，睡眠质量肯定会受到影响。这也是睡眠不足与深层社会问题息息相关的另一例证。

缺乏充足睡眠的代价

工业化社会为了满足利润需求，在很大程度上加深了我们与睡眠之间的裂痕。我们以生产力的名义牺牲睡眠。讽刺的是，我们在工作上额外花了很多时间，但是损失的生产力相当于每年每位员工白干了 11 天，对应约 2 280 美元的产值。睡眠不足会给美国经济带来每年超过 630 亿美元的损失，这种损失是由员工缺勤或长时间加班造成的（员工身体上在工作，精神上却无法集中）。哈佛大学医学院的教授罗纳德·C.凯斯勒说，"美国人不会因为失眠而误工，他们仍会上班，但会因为精力不足完成得少些。在信息经济时代，很难找到一种更有利于生产力发展的状态"。

睡眠障碍让澳大利亚政府每年在卫生保健上的支出和其他间接支出超过了 50 亿美元，并且"生活质量的降低"也带来了每年多达 314 亿美元的支出。标题贴切的报告《重新唤醒澳大利亚》将睡眠不足与生产力损耗、交通事故与职场失误联系在一起。英国的一项调查表明，近来 1/5 的员工会因为睡眠不足而误工或迟到。研究者估计这会造成每年超过 4 700 万小时的延误，换算成生产力，相当于会损失 45 300 万英镑。全英 1/3 的员工表示早上醒来后感到疲惫。但即使越来越多人意识到了睡眠的重要性，公司高管也很少会给予员工睡眠应有的重视。在加拿大，26% 的人称他们因为睡眠不足而生病。加拿大接近 2/3 的成年人称自己"大多数时间"感到疲惫。

女性比男性更需要睡眠，因此睡眠不足会对她们的身心产生更严重的影响。杜克大学医学中心的研究者发现，女性更容易患心脏病、2 型糖尿病和抑郁症。"我们发现对于女性来说，睡眠质量不佳与心理高度困扰、敌对情绪、抑郁和气愤存在密切的关系。"这项研究的第一作者爱德华·苏亚雷斯说，"相反，对于男性来说，相同程度睡眠中断并不能催生这些情绪。"

女性进入几乎全是由男性构建的职场，甘愿工作很久，直到最终筋疲力尽，以证明自己的投入与奉献，同时还要面对无法摆脱的繁重的家务劳动。结果就是女性只能从"睡眠银行"中提取更多的睡眠。"她们有很多使命，而睡觉位于靠后的位置，"《美丽睡眠》（*Beauty Sleep*）一书的作者迈克尔·布勒说，"她们应该把睡眠列为优先项，但她们没有这样做。问题就出在这里。"

斯坦福大学睡眠障碍诊所（全美首家）主任威廉·德门特说，从 1969 年开始，需要照顾年幼孩子的职场母亲，每年会多花 241

个小时的时间在工作和通勤上。

莎拉·班顿是一位母亲和认知技能教练，她在为《赫芬顿邮报》撰写的文章里写道："那些日子里，哪天你想按下暂停键？让我重新组织一下语言，'那些日子里，有你不想按下暂停键的时候吗？'……对于大多数母亲来说，一天并没有结束的时候，也没有所谓的开始，只有混乱之后的短暂沉默，这种状态周而复始……其实，妈妈们只渴望小睡一会儿。"

让我们直面这种状况，当今的女性很疲惫。"煮饭、炸薯条充斥着她们的生活。冥想计划"大胆的宁静"的创建者凯伦·布洛迪写道："我的培训对象是忙碌的女性。她们总是跟我说，'我受了这么多年的教育，到头来竟然没精力工作'。"

纽约"十一十一健康中心"的创建者弗兰克·里普曼观察过很多缺乏睡眠、疲惫不堪的患者，针对这些患者他组织了一套自己的话术。"我称他们为'被耗尽精力的人'，因为这就是他们在我眼中的样子。"他将这种情况与他在南非的见闻做了比较，"在那里，我看到很多人因为贫困和营养不良而生病，但还没看见过谁因耗尽精力而生病，而这恰恰是我今天在纽约常常见到的。"

　　尘世诱惑甚多；无论将来或当下，

　　人类获取自然之馈赠，又恣肆挥霍大自然的能量，

　　……

　　我们的人生已经不成曲调。

　　　　　　　　　　　　——威廉·华兹华斯，《尘世诱惑甚多》

正是因为睡眠太普通了，所以我们没有足够的睡眠时间反倒成了共识。其实我们拥有比自己想象中更多的自由时间，关键在于我们应该诚实地看待分配时间这件事。

举例来说，麻省理工学院科学与技术社会研究专业的雪莉·特克尔教授在可以自主安排的时间里，会把看电视作为对自己的奖励。她看了很多电视剧，比如《广告狂人》《国土安全》《美国谍梦》。"我觉得我获得了愉悦的享受。我记得在完成《重拾交谈》一书'友情'一章后，我看了《女子监狱》。我在奋笔疾书'爱情'这一章时，看了《纸牌屋》。我以前没说过'我把看电视剧当作生活的优先项'，让我吃惊的是，我也从没说过'把睡觉当成优先项'。"

这就是世界各地成千上万人的生活状态，尽管他们要为被剥夺的睡眠付出巨大的代价。若是我们每晚睡 5 个小时或更少，各种意外引发的死亡率就会增长 15%。CNN 根据美国睡眠医学学会的最新发现，发布了一篇标题极具煽动性的文章《睡还是死？》，文章探讨了缺乏睡眠和患上心脏病、中风、糖尿病和过度肥胖的风险增加之间的关系。换句话说，睡眠是否充足真的事关生死。

即便睡眠不足不会杀死我们，它也会严重影响我们的身体健康。Meridian 健康中心睡眠医学主任卡罗尔·阿什指出，即使只少睡了一个小时——很多人对此并不在乎，也会导致更高的心脏病发作的风险。哪怕是调整到夏令时，也会短暂扰乱我们的生物钟。

还想要听到更响的警钟吗？俄罗斯的一项研究发现，患有心脏病的男性中，有睡眠障碍的接近 63%。患睡眠障碍的男性，得心脏病的风险要高出 2~2.6 倍，中风的风险要高出 1.5~4 倍。挪威的一项研究表明，在致命的交通事故中，患有睡眠问题的人占到34%。那些有失眠症状的人要比普通人更容易遭受致命伤害而去世，前者的可能性是后者的4倍。缺少褪黑素（一种能够控制我们睡觉和清醒周期的激素），会导致乳腺癌、卵巢癌和前列腺癌的患病率增高。

睡眠不足也会削弱我们的免疫系统，让我们变得更容易生病，比如患感冒。所以，如果感到疲惫，最好可以多睡一会儿，晚到公司一会儿，这要比接下来几天生病强得多，或者更严重的，有人会带病上班，传染给同事。

缺乏睡眠也会对我们自身控制体重的机能产生重要影响。梅奥诊所的一项研究发现，在为期一周的观察期中，控制睡眠时间组要比对照组增重更多，每天会多消耗559卡路里。每天睡6个小时的人超重的概率会增长23%，每天睡眠时间不到4个小时的人超重的概率攀升到了惊人的73%，部分原因是那些睡得更多的人分泌的名为胃饥饿素的激素更少，而这种激素会增强我们的食欲。睡眠不足的一组体内瘦素较低，这种会产生饱腹感的激素会降低我们的食欲。换句话说，减少睡眠是增重的"最佳"方式。其他研究有针对性地研究了睡眠在产生食欲肽的过程中发挥的作用。食欲肽是一种神经递质，通常能够刺激身体活动和能量消耗，睡眠不足会导致这种递质的减少。

由此可见，我们如果没休息好，就不健康。在瑞典的一项研究里，放松的参与者被问及看到两组照片时的感受，一组是睡眠不足的人，一组是得到良好休息的人。评价睡眠不足的一组时，参与者认为他们"不太健康，很疲惫，缺乏活力"。英国进行的一项实验中，测试了睡眠不足对一组 30 岁女性的影响。实验分为两个阶段：第一阶段先让她们连续 5 天每天睡 8 小时，第二阶段连续 5 天每天睡 6 小时，两个阶段都分别对她们的皮肤状况进行分析和拍照。分析发现，第二阶段她们的细纹和皱纹增长了 45%，肌肤瑕疵问题增长了 13%，面部发红情况增长了 8%。也就是说，我们把缺觉，都写在了脸上。

睡眠才是精神健康的关键

随着我们研究的深入，发现睡眠变得越发重要，在维持大脑运转方面发挥着至关重要的作用。我们睡觉的时候，大脑会自动消除毒素，包括能让我们患上阿尔茨海默病的毒蛋白。这就是说，如果我们不给大脑时间来做这些十分重要的工作，后果会很严重。

就像睡眠会对身体健康产生重要影响一样，睡眠也会对精神健康产生方方面面的影响。研究发现，睡眠不足几乎与我们知道的所有精神疾病都有密切的关系。特拉华大学的心理学家布拉德·沃尔加斯特说："当你觉得压抑、焦虑，或者当你 80%~90% 的时间都无法深入思考时，你会发现你存在睡眠问题。"在英国的一项调查中，研究者发现缺乏睡眠的人比睡眠充裕的人感受到无助的概率多了 7 倍，感受到孤独的概率多了 5 倍。

南希·福克斯经营着一家叫作"瘦身厨房"的健康饮食网站，她将睡眠对精神健康的影响描述得非常形象。"我缺觉时，压力就好像装满了整个杯子，多一点点都会溢出来。记得当时我坐在餐厅外停车场的轿车里，电话响了，告诉我今天轮到我拼车接孩子，而我早已经把这件事忘得干干净净……这简直击溃了我！睡眠不足让我的感情变得异常脆弱……而且会把小问题无限放大。"

睡眠不足也会危害我们的心智能力。"你的认知行为会严重受损，"慕尼黑大学教授提尔·伦内伯格认为，"你大脑的记忆容量会减小，社交能力会降低，你的整体表现能力会受到不良影响，你做决定的方式也会发生转变。"

事例：NBA（美国男子篮球职业联赛）金州勇士队球员安德烈·伊戈达拉调整了自己的睡眠习惯后，上场时间提高了 12%，三分球命中率是原来的两倍多。每分钟的得分增长了 29%，罚球命中率提高了 8.9%。每场球的失误减少了 37%，犯规减少了 45%。

仅仅连续两周每晚睡 6 个小时，日常表现就会变差，损害相当于连续 24 小时没有合眼。连续两周每晚睡 4 个小时的人，受到的损害相当于连续 48 小时没有睡觉。根据《今日秀》节目的一项调查，没有睡足觉的副作用包括难以集中注意力（29% 的人会出现这种状况），百无聊赖或对休闲活动提不起兴趣（19% 的人会出现这种状况），在非睡眠时间睡着（16% 的人会出现这种状况），在孩子或伴侣面前乱发脾气或举止失当（16% 的人会出现这种状况），或在工作中表现不当（13% 的人会出现这种状况）。

如果一个朋友向你描述他有以上类似行为，你可能会担心他吸毒、酗酒或是处于成瘾干预阶段。距离我们用相同的眼光去看待睡眠不足的严重性和紧迫性，仍然有很长的路要走。

有时候这种副作用会造成严重的伤害。30多岁的咨询顾问纳里尼·玛尼，持续每晚只睡2.5~3个小时。他描述道，有一次他感到自己彻底撑不住了："我乘坐从拉瓜迪亚机场起飞的飞机降落后，回到家时已经晚上10点了。我走进家中，脱掉鞋，在沙发上坐了一会儿。之后，我的大脑一片空白……等我回过神来时已经是第二天上午9点半了，我还坐在那里，坐在沙发上相同的位置，连衣服也没脱。我的身体罢工了，我控制不了它了。"

疲劳驾驶的后果

澳大利亚的一项研究表明，每天清醒时间达到17~19个小时（就是我们的常态！），我们就会产生某种程度的认知障碍，身体状态相当于体内血液酒精浓度达到0.05%（仅仅低于美国一些州的法定醉酒标准）。如果我们再坚持几个小时不睡，身体状态就相当于血液酒精浓度达到0.1%，已经达到法定醉酒标准。我们感到在路边设置酒驾检测很有必要，但是从没有设置过相应的疲劳驾驶检测。如果想要真正杜绝所有会危害到司机安全的隐患，那么警察在看到横冲直撞的车辆，让司机把车停到路边时，也应该问一问"你睡好了吗"。睡眠不足会对驾车产生影响，要培养这种意识不是一蹴而就的。接近60%的火车司机、50%的飞行员、44%的卡车司机、29%的公交车司机和出租车司机都承认，每天下班回家后，他们晚上从没或是很少睡过好觉。

后果不难想象。"因为睡眠不足，你作为人的每一个方面和每一种能力都被削弱和损害了，"美国公路交通安全管理局行政主管马克·罗斯兰说，"这意味着什么？你的决策能力、反应时间、情境意识、记忆力、沟通能力，都会相应降低25%~50%。"

所以我们为什么还要忍受睡眠不足？为什么不能对睡眠多一些敬意和认同？在我们的文化传统中，尤其是在职场上，牺牲睡眠时间来工作被看作一种荣誉。然而，睡眠不足的危害就像是醉酒，驾驶车辆时昏昏欲睡，就是将自己和他人置于危险之中。

1982年，因为酒驾死亡的人数有21 113。2013年，这个数字降到一万多。一部分公民思想观念和喜好的变化、法律的实施和社会对酒驾的重视是促成这种变化的主要原因。疲劳驾驶也同样值得我们关注。宾夕法尼亚大学的研究者认为，"疲劳驾驶造成的车祸，其致死率、重伤率与酒驾造成的车祸相差无几"。

美国疾病控制与预防中心的一项报告发现，在18岁至24岁的司机中，过去几个月里有4.5%的人曾经在开车时睡着。在25岁至34岁的司机中，这个比例达到了7.2%。美国国家睡眠基金会的调查显示，60%的美国成年人承认他们曾在过去几个月中疲劳驾驶过。这个比例换算成人数就是1.68亿，而这个数据仅仅包括了那些愿意主动承认这件事的人。他们中超过1/3的人，也就是差不多5 600万人曾经在开车时睡着。

"妈妈导师"网站的创始人卡琳·基尔比·克拉克描述了一次因为睡眠不足，她误入一个混乱拥挤的十字路口的经历。"我感到茫然不知所措，我以为我踩了刹车，但显然没有踩到底。多亏了一辆路过的车大声鸣笛，我才从恍惚中清醒过来……开车时我快要睡着了。实不相瞒，日常生活中我也总是昏昏沉沉的。"

如果这些数据和事实还不够发人深省，那么我告诉你，疲劳驾驶每年会造成 32.8 万起事故，其中 6 400 起中有人死亡。

睡眠专家将这种打盹现象称为"短暂的昏睡"。这种短暂的昏睡是在我们无意识的状态下发生的，它随时随地发生，时长从几秒钟到 1 分钟不等。开车时睡着，是很可怕的。想象一下，你开车去上班，在高速路上以每小时 60 英里的速度行驶着，按照这个速度，你的车每秒钟会驶出 88 英尺。如果你闭着眼睛行驶 4 秒钟，在惊醒之前你的车大概会开出一个足球场的距离，其后果是致命的。

明知自己疲劳还执意要开车的男性人数比女性多出 11%。更严重的是，男性在开车时睡着的人数是女性的两倍。这并不奇怪，社会给予男性的男子汉定位会让他们主动放弃睡眠。

这句话用在卡车运输业再合适不过了。"长途运输行业的男性工作者与普通的蓝领工人不同，"艾伦·德里克森写道，"普通蓝领工人身份的核心特质是富有男子汉气概的粗犷……而近一个世纪以来，在高速公路上、休息站、卡车停车场上，那些操纵着大型设备的男性给公众的印象是富有男子汉气概的忍耐力。"

据统计，在美国高速公路上有 200 万名卡车司机，与卡车、大巴车相关的事故每年会造成 4 000 人死亡，超过 10 万人受伤。2013 年，因疲劳驾驶引起的致命车祸中，涉及卡车的事故超过

60%。此外，在 2012 年的政府调查中，接近一半的卡车司机称他们曾经在开车时睡着。仅 2014 年，就有 725 名卡车司机在开车过程中丧生。

同年，新闻报道在新泽西收费高速公路上，因司机疲劳驾驶，一辆沃尔玛卡车狠狠地撞上了一辆豪华轿车，轿车上坐着喜剧演员崔西·摩根、詹姆士·麦克奈尔和另外两个人，车祸导致麦克奈尔丧生，摩根和另外两个人严重受伤，这更加让我们认识到了疲劳驾驶的悲惨后果。美国国家运输安全委员会的调查报告称，导致这场车祸的原因是沃尔玛卡车司机连续 28 个小时没有睡觉。他先从位于美国佐治亚州的家中开车到特拉华州的沃尔玛，在上午 11 点开始上班。事故发生时，他正在送最后一批货，那时已过了大约 14 个小时，时间大概是 00：54。这场车祸因为涉及知名人物，成了全美的新闻头条，但实际上，每年都会发生很多起车祸。

剧作家荣·伍德的母亲、妹妹和三个侄子被一名连续开车 35 个小时的卡车司机撞死。自此之后，伍德倡导要用更严格的规范来约束卡车公司。"崔西·摩根的车祸，让我想起我的家人已经去世十年了，但我们生活的世界并没有变得更安全一些，"他说，"对此我非常愤怒。"很多州都在考虑把开车时睡觉定为犯罪，但只有阿肯色州和新泽西州有成文的法律。

在崔西·摩根发生车祸的几天前，参议院议员苏珊·柯林斯提出了一个法案修正案，放松对司机休息时间的规定。"这一修正案的提出，让我们多少年来的努力付之东流。"达芙妮·伊泽尔说。1993 年，伊泽尔的儿子被一名开车时睡着的卡车司机撞死，这名司机也来自沃尔玛。为了避免让其他父母经历相同的痛苦，伊泽尔成立了"抵制疲劳驾驶父母联盟"。现行的法规竟然允许卡车司机在14个小时的工作时段里上路开车11个小时。大多数司机都是按行驶的英里数拿工资，也没有法律要求他们的老板付给他们加班费，所以这在催生疲劳驾驶上起到了很大作用。

航空公司有更严格的标准。飞行员在航班与航班之间会有特定的休息时间，并且规定了一段时间内允许他们飞行的时长。在航空领域，经常会设有多层的"安全冗余"：在商业飞行中有副驾驶坐在驾驶舱里，飞机使用自动驾驶技术，空中交通指挥员时刻追踪飞行进程。但是悲剧仍然在发生。美国国家运输安全委员会的一项研究表明，2000—2012年间，在所有大型航空事故中，因飞行员疲劳驾驶而引发的事故占到了23%。

印度航空公司的一次空难造成了158人死亡。2010年由调查员出具的报告中提到：从驾驶舱传来沉重的呼噜声。其实还会有一些侥幸脱险的飞机。正如纪录片《睡眠警报》（*Sleep Alert*）中一位波音747的机长所说，"我从来没这样过，我在驾驶舱里睡着了，睡了20分钟醒来后，发现其他两名机组人员也睡着了"。

即使睡眠不足引发的飞行事故结果没有那么惨烈，也会发生一些异乎寻常的事。2014年4月，一架阿拉斯加航空公司的飞机起飞后，空中乘务员听到货仓里传来砰砰的响声，飞机紧急迫降。原因是什么呢？一位搬运行李的工作人员在搬行李上飞机的过程中睡着了，醒来时发现自己已经置身于三千英尺的高空了。航空业缺乏睡眠的情况比我们想的更普遍。根据宾夕法尼亚大学和美国国土安全部的一项调查，机场的安检人员如果缺觉的话，效率会大大降低。此外，从哈佛大学的一项调查中我们了解到，美国空中警察中有 75% 的人都缺乏睡眠。

美国国家航空航天局和美国联邦航空局的一项调查发现，美国的空中交通管制员平均每晚睡 5.8 个小时，上夜班的时候睡眠时间会降到 3.25 个小时。在空中交通管制员这个职业群体中，因疲劳引发的工作安全事故占到了 56%。

2014 年，纽约州布法罗市造成 50 人死亡的空难——飞行员疲劳驾驶被视为这起空难的主要原因——发生 5 年后，一项新的规定生效了。规定要求：飞行员在航班与航班之间必须有 10 个小时的休息时间，并且保证其中 8 个小时为不间断的睡眠时间；飞行员最长飞行时间为 8~9 个小时，并且每周应有连续 30 个小时的休息时间。

近来，睡眠不足造成的火车事故也常常登上新闻头条。2013 年 12 月，拥有超过十年驾驶经验的火车司机威廉·洛克菲勒在驾驶大都会北方铁路火车时睡着了，就在火车以每小时 82 英里的速度驶过布朗克斯一个限速每小时 30 英里的弯道前，洛克菲勒惊醒过来踩了刹车，但是火车还是出轨了，造成 4 人死亡、数人受伤。

同年，睡眠不足也导致了另一起火车事故——费城的一辆美国国铁列车脱轨，造成 8 人死亡。机车司机和列车员联合会坚称，苛刻的最新铁路运行计划导致火车司机布兰登·博思琴筋疲力尽。"我们百分之百地相信，新的铁路运行计划，也就是这位年轻人因新计划而被压缩的休息时间和中途停留时间，是这场事故最密切、最直接的原因。"联合会成员卡尔·弗里茨·埃德勒说。

没时间睡觉的医生

同样缺少睡眠的还有医生和护士，他们需要在漫长的夜班和随叫随到的情况下做出影响病患生死的决定。"健康和我们所在的文化环境息息相关：我们吃的东西，我们的活动，我们睡的觉，"美国公共卫生局局长维韦克·穆尔蒂医生说，"我们在进行医学训练时……有一种文化就是'强大的人不需要休息'……这种不健康的训练对塑造我们的文化观念毫无益处。"

医学界有一种"医生一半是烈士，一半是英雄"的文化，多伦多西奈山医院的布莱恩·戈德曼医生这样形容医生。"在美剧《24小时》播出之后，剧中主角的名字杰克·鲍尔在英国医院里成了一个俚语，形容那些能超过24小时不眠不休、一直照顾病人的医生，"戈德曼说，"我们造了一个俚语来形容缺乏睡眠的同事，而不是去解决这个问题，这有力地说明了我们习惯于去适应废寝忘食地工作给我们带来的影响，但我们没有认识到它的严重性。"

哈佛医学院与布列根和妇女医院的研究者调查了近3 000名刚踏上工作岗位的住院医师，研究睡眠不足对他们的影响。每名住院医师一周的工作时间可能会达到80个小时，每次值班时间可能会超过24个小时。研究者发现，住院医师在几个月内经历了至少5次超过24个小时的轮班后，"因疲劳导致的不良影响"会提高700%，而由此造成的患者死亡率会增长300%。2015年，在宾夕法尼亚州的一家医院，一位护士在给新生儿喂奶时睡着了，孩子摔了下来，头部着地。小婴儿活了下来，但颅骨骨折了。

睡眠不足的医务人员也会缺乏同情心，这会带来恶性循环。曼彻斯特大学心理学教授詹姆斯·里森，将医学界对错误的防御机制比作一摞瑞士芝士片——每一片都有孔隙，但是孔隙不会对齐。比如说，一位护士发现了实习医生的错误，然后及时改正了错误；但是当这些孔隙叠在一起且没有对齐时，患者就会受伤甚至死亡。在医务人员都没有睡好觉的时候，这些带有象征意义的孔隙更容易叠在一起。

孩子更需要睡眠

睡眠不足对婴儿、蹒跚学步的幼童和儿童来说尤其危险。幼儿的大脑会经历一段非常重要的塑造期，他们会尽可能地积极吸收各种信息，习得大量的语言技能、劳动技能、视觉技能和认知技能。这就是为什么婴儿和儿童的学习速度如此之快。这个阶段如果没有充足且高质量的睡眠，上述一切就不可能做到。宾夕法尼亚大学的研究者发现"快速眼动睡眠……使经历的印记更加持久，并且被大脑记住……经历是很脆弱的……如果缺乏快速眼动睡眠，这些经历就会逐渐消失，大脑对我们经历的事情几乎转瞬就忘"。

睡眠不足也会对儿童的行为发展产生影响。俄亥俄州立大学睡眠医学项目副主任安妮莎·达斯说，幼儿睡眠不足的反应常常不太明显。大人在缺乏睡眠的时候，会感觉很累，看起来也很累。对于孩子来说恰恰相反。缺乏睡眠其实会使孩子们变得异常活跃，因而通常被诊断成注意缺陷与多动障碍。

2012年，密歇根大学和阿尔伯特·爱因斯坦医学院的研究者观察了11 000多名英国儿童，儿童年龄跨度从婴儿一直到7岁。他们发现有些孩子存在打呼噜、睡眠呼吸暂停和用嘴呼吸的问题。这些全部是潜在的睡眠"破坏者"。这些孩子4岁的时候，出现行为问题的可能性比普通孩子高出了20%~60%。到他们7岁的时候，出现行为问题的可能性比普通孩子高出了40%~100%，其中最常见的病症就是多动障碍。

等孩子到了上学的年纪，外界的挑战变得更大了，这加剧了他们的睡眠困境。香港大学的研究者发现，接近20%的青少年学生都遇到过晚上难以入睡、早上上学起得太早的问题。追寻问题背后的原因，其中之一可以归结为对于很多学生来说，上学时间太早，根本睡不够。到了青春期阶段，学校每天的课程结构与青少年的自然作息变得更不协调。

布朗大学精神病学与人类行为专业教授玛丽·卡斯克敦进行了一项研究，调查孩子年龄的增长对生理节奏变化的影响，以及学校上学时间对孩子睡眠的影响。她发现，随着孩子年龄增长，他们开始抵抗身体传递给他们的睡眠信号，因而即使年长一些的孩子和比他们小一些的孩子需要相同时间的睡眠，年长一些的孩子也会睡得晚一些——经常几个小时过去了，他们的大脑才做好要睡觉的准备。卡斯克敦告诉我们，这种出现在青春期早期的生理模式与褪黑素的分泌息息相关，这种"夜猫子激素"影响着我们的生理节奏。

到了晚上，青少年的褪黑素分泌得比成年人晚，因此激发了青少年想熬夜的愿望，同时他们还面临第二天早起上学的挑战。正如哈佛大学医学院的史蒂文·洛克利所说，"要在早上 7 点叫醒一个少年，就像在早上 4 点叫醒我一样"。

科技对睡眠的影响使得这个问题更加严峻。很多青少年都会抱着手机睡觉，整夜在手机屏上敲字，在壮观的数字世界里畅游。芝加哥大学小儿睡眠专家拉凯什·巴塔查尔吉告诉我，"电视、电子游戏机、手机和平板电脑，所有这些电子产品都可以被看作频繁打扰孩子睡眠，甚至完全剥夺孩子睡眠时间的元凶"。这些电子设备发出的光，对所有即将入睡的人都会产生不良影响，这种危害对青少年尤甚。

忽视这个事实的后果很严重。最直接的后果就是，孩子们学不到什么知识。正如瑞典乌普萨拉大学的研究者所指出的那样，那些每晚少于 7 小时睡眠的青少年更容易感受到挫败。睡眠与成绩、辍学率之间的关系同样适用于大学生。

2014 年，悉尼大学和纽约西奈山医学院的一项研究发现，在青少年和青年中，睡眠时间不足会直接导致高度的压力和焦虑。每减少一小时的睡眠，遭受心理困扰的风险就会提高 14%。英国睡眠协会的一项调查发现，83% 的英国青少年自称，焦虑与压力对他们的睡眠造成的损害比考试更严重。

当然，除了分数和学习压力，父母更担心睡眠不足给孩子带来的可怕后果。2012 年 5 月，我女儿的大学校友、很有天分的作家玛丽娜·基根，因为她的男朋友在驾驶汽车时睡着遭遇车祸身亡，而当时他们才刚刚大学毕业，这让我们感到无比痛心。

睡眠不足与政客

美国的竞选活动一直伴随着一个明显的特征，就是候选人常常夸耀他们睡觉多么少，投入事业的时间多么多。这实际上就像是在向大家彰显他们苦苦支撑的男子气概，"嘿，投我一票吧——我把生活安排得一团糟，我一直在对我做出的决定妥协。如果你们想要一位整天晕乎乎的领导人，那我一定就是你们想选的那个！"这是隐秘的双重标准。"没有一位政客会对着镜头抽烟，"提尔·伦内伯格说，"但所有政客都会清晰地表明——并且在脸上写着——他们睡觉的时间有多少。"我们深知睡眠的重要性，但他们传递给世界的信息是：睡得少是正确的。

2015 年，《纽约时报》刊登了一篇威斯康星州州长参加总统竞选的文章，标题名为"缺乏睡眠的斯科特·沃克在美国南卡罗来纳州做巡回政治演讲"。文章引述了沃克的话，"我想要偷偷睡一会儿，但是我没时间坐下打盹"。这篇文章得出结论说，"缺乏睡眠并不能困扰到沃克"。所有记者都写喝酒这件事会对候选人产生困扰，但是没有候选人会自夸很能喝酒。比尔·克林顿曾经说过，"我生命中做出的每个错误决定，都是因为我太累了"。

在《见证权力》一书中，戴维·葛根深入探讨了克林顿的睡眠习惯。葛根写道，在赢得选举后的几周，"克林顿一直沉浸在选举获胜的喜悦中，每天都熬到很晚，和老朋友打电话说笑。第二天早上，他又会到沙滩上跑步，偶尔还会打打橄榄球"。我们可以看到他身上的变化。"他看起来疲惫不堪，有点儿浮肿，并且容易情绪激动，"葛根继续写道，"他注意力持续的时间很短，很难在一个深刻的话题上聊很久……在一次与克林顿简短的会面中，我委婉地说，总统的工作是一场马拉松，而不是百米冲刺，我希望在接下来的三周里他能休息一阵。但我感觉这些话并没起到什么作用……住进白宫的头几周里，见到他的人都发现他无精打采，很难集中精力，而且很不耐心。"葛根引用给克林顿写过传记的戴维·马拉尼斯的话，"克林顿每晚只睡4到5个小时，因为一位大学教授曾讲过，很多伟大领导人都是这样实践的"。这种睡眠方式的转变很可能是造成他执政早期一些失误的原因，比如他对军队中同性恋问题的不当处理，这被公认为他两届总统任期的最低谷。葛根诙谐地总结说，"他种下的苦果差点儿毁掉了他的总统生涯"。

《每日邮报》在2016年总统选举的新闻报道中问总统候选人，"每天早晨你要按掉多少次闹钟？"（特德·科鲁兹要按两次，卡莉·菲奥莉娜称"这些天根本就没有时间按闹钟"，希拉里·克林顿说"要取决于是不是早上"。）当然按掉闹钟并不是罪过，但如果因为闹钟响起时你起不来，你需要按掉它，那么这是一个强有力的信息，它告诉你你没睡够（睡足了之后你做出的决定反而更明智）。关于总统选举，有一个老生常谈的问题，"你希望这个人用他的手指按动核按钮吗？"好吧，如果我们有一位干劲十足的总统，我们是不是也应该问问，我们是否需要一位一手按在核按钮上，一手按掉闹钟的总统呢？

我们的领导人晚上没睡足的另一个特征是，在白天不该打盹的时候打盹，比如说在会上、在接受采访时、在处理公共事件时，甚至在国会会议上，就是那些制定规则来管理其他人的场合。最高法院法官鲁斯·巴德·金斯伯格在奥巴马总统 2013 年和 2015 年国情咨文讲话时睡着了。国土安全部部长珍妮特·纳波利塔诺在总统 2010 年国情咨文讲话时睡着了。时任副总统拜登在 2011 年一场关于国债的讲话中打了个盹。前总统比尔·克林顿在 2008 年马丁·路德·金纪念日活动上眼皮打架。《纽约时报》的头条写道："比尔·克林顿有一个'梦想'。"2009 年金融危机期间，国家经济委员会主任拉里·萨默斯在（至少）两次白宫会议时睡着了。

不仅仅美国领导人在工作中睡着——2008 年，时任英国首相戈登·布朗在联合国安理会上于上台演讲之前在公众场合打盹；日本的国会议员被摄像机拍到打瞌睡；在乌干达，在电视播放的会议中找打盹的部长和议员已经成为全民娱乐，甚至总统约韦里·穆赛韦尼也被逮到在预算会议期间睡着了。其实，如果你搜索"政治家睡觉"，你会觉得他们几乎都得了昏睡症。

2015 年雅典经济危机期间，会议常常开到夜里，像马拉松一样，一开就是 17 个小时。欧盟委员会主席让 - 克洛德·容克这样形容这一疲惫的过程，"我并不喜欢这种工作方式，它让我感到无比困倦，我们在累的时候，无法做出正确的决定"。

"显然，要做出会影响数万人的决定，少睡觉并不是最好的办法，"位于新加坡的杜克 - 新加坡国立大学医学院教授迈克·许说，"但是这种持续到深夜的会议模式已经存在了很多年……这种工作方式本质上就是压抑人们的需求，点灯熬油，导致人的身体和脑力都被耗干……那些能让人们迅速处理信息的基本要素都被消耗掉了……睡眠不足时，人们会冒险赌博，而且很可能会惨败。"这个时候不适宜做出军事决定或是处理一场遍及欧元区的经济危机。

竞选活动也是滋生"缺觉"的臭名昭著的沃土，而缺觉会直接导致人们做出毁灭性的决定。比如在 2012 年美国大选期间，罗姆尼竞选团队高级顾问埃里克·费恩斯托姆将罗姆尼比作"画板"，掀起了媒体风暴。这之后媒体报道说费恩斯托姆常年每天只睡三到四个小时，睡觉时还将手机放在身边。他经常醒来查看邮件，回复，然后再接着睡觉。可以想见在这种高赌注的竞选中，政客们睡眠不足就会导致他们做出错误的决定。

对军事人员来说也是如此。兰德智库 2015 年的一份报告显示，1/3 的服役人员每晚只睡 5 个小时或者更少。报告中超过 18% 的参与者说他们在服用安眠药。陆军中校凯特·范阿尔曼是纽约德拉姆堡创伤性脑损伤诊所的医疗总监，他认为，士兵从前线回国后，睡眠问题成为最困扰他们的军事创伤。具体来说，许多士兵不得不忍受长期失眠带来的恶性循环。规定严苛的工作职责，以及来自战场的压力，进一步助长了范阿尔曼所称的"咖啡因文化"，而这让长期折磨士兵们的睡眠问题更加严重。在反思睡眠不足导致认知损伤的过程中，陆军军医处处长帕特里夏·霍洛霍中将表示，我们决不允许军队中任何一个士兵体内酒精含量达到 0.08%，但是我们却能容忍让每天都严重缺觉的士兵做出复杂决策。

相同的问题也存在于执法机关。在一个对近 5 000 名警官做的研究中，大约3成的研究对象表现出了"过度嗜睡"。跟踪调查显示，这些表现出对嫌疑人有无法控制的怒火的警官，可能会在开车时睡着，也更有可能违反安全规定。近期的争论都是围绕警察行为，睡眠不足和它的影响也一定是争论的一部分。

第二章
安眠药与咖啡因

　　过劳是一种文明社会的疾病，主要的症状之一就是缺乏睡眠。现代生活的悖论就是，我们生活在一个持续疲劳但是没法睡足的世界，这只会让我们第二天更疲惫。而且，这样的生活周而复始。事实上，闹钟已经深深植根于我们的文化中了，它是一种在我们无法自然醒的时候叫我们起床的应急工具。

　　大部分人都会强迫自己的大脑清醒过来，我们常会在手机上设很多个闹钟，每隔5分钟就响一次，并把它强加于我们的意识中。生活黑客网站甚至发表了一篇文章，详细描述了怎样把你的闹钟和汽车喇叭连接在一起，这个方法尤其适用于那些早上实在起不来床的人。"闹钟"这个词在英语中也有这样的意思：因为意识到危险突然感到恐惧、担心、忧虑，或者是意在警告危险到来的声音、叫喊和消息。所以闹钟这个词，在大多数情况下象征着负面的事情。大部分人都依赖闹钟，确保我们能够摆脱睡眠状态，开启新的一天，投入到自我防卫状态，就像我们准备面对危险时一样，体内充斥着应激激素和肾上腺素。我们最开始没有睡够，我们的身体想要（也渴望）睡觉，因此我们需要肾上腺素。美国睡眠医学学会报告说，有 7 000 万美国人存在睡眠问题。

失眠与安眠药

为了满足我们想要睡得更多的需求，一个产业兴起了。在美国，仅 2014 年就开出了 5 500 万张安眠药药方，花费相当于 10 亿美元。2013 年美国疾病控制与预防中心的报告称，900 万美国人，相当于 4% 的美国成年人，都在服用处方安眠药。报告还发现，与男性相比，女性群体服用安眠药的人数更多；年龄越大、受教育程度越高，服用安眠药的人就越多；此外，白人群体比其他种族群体服用安眠药的人更多。

我问了很多专家，对于美国疾病控制与预防中心报告中提到的 4% 的美国成年人服用安眠药这件事怎么看，他们普遍认为，报告中的数字严重低估了服用安眠药的实际人数。美国国家睡眠基金会投票发现，女性服用安眠药的比例惊人，且其中 29% 的人声称自己每周多次服用某种安眠药。*Parade* 杂志做了一项样本量超过

15 000 人的调查，发现 23% 的调查对象每周都服用安眠药，14% 的人每晚都服用安眠药。这个问题是全球性的：2014 年全世界花在助眠药品上的钱高达 580 亿美元，2019 年更是飙升到了 767 亿美元。一点都不奇怪。服用安眠药最多的是那些常年每晚睡眠不足 5 小时的人。

对于致力于从当下的睡眠危机中获利的制药行业来说，商机一片大好，未来一片光明。但市场的走势恰恰是睡眠问题日益严重的反映。尽管商家用了一个较为温和的词"助眠药"，但是过劳才是助长安眠药市场发展的必要条件。

"回顾 20 年来安眠药领域发展的历程，我们会发现这和大家接受吸烟的过程如出一辙，"加州大学洛杉矶分校睡眠研究中心主任杰罗姆·西格尔告诉我，"电影和电视美化了抽烟。香烟广告中，也经常出现医生本人或演员扮演的医生的镜头。"只是在多年以后，很多有关香烟的研究将吸烟与肺癌或其他疾病联系在了一起，政府才开始管理香烟广告。我们经历过广告中宣称"医生都抽骆驼牌香烟"的时代，发现正如西格尔所说，"历史总是惊人地相似，长期服用安眠药是一场不断发酵的健康危机"。

睡眠困难会演变成严重的医学问题。当然对我们大部分人来说，睡眠困难是一种生活方式问题，我们倾向于用一种办法来解决所有与睡眠有关的困难：服用安眠药。这就像希腊神话中的思维方式——"我要靠魔力令睡眠向你屈服"，很多人都有这样的想法。将现代制药工业的市场支配力与潜在的客户市场相结合，那些疲惫不堪、筋疲力尽的上班族都是潜在的客户，也可以说几乎每位上班族都是潜在客户，然后就会创造一个现代安眠药产业的巨大生产链条。正如马修·沃尔夫-迈耶在《众人昏睡》(The Slumbering Masses)一书中说的，"使医生、药物和咖啡因成为个人与睡眠之间关系的调解员"。

我们中的很多人费尽了力气，为了不被当今高强度的工作和永远在线的生活打败，不断地让步，让制药产业收紧对我们的控制。我们没有反问自己生活得怎么样，而是向许诺给我们健康、快乐、睡眠和精力的复杂市场求助。没人想唱反调，抵制工业进程。一大批聪明狡诈的智囊团带着上千万美元，奔走兜售那些不仅不能实际解决我们的问题，反而会掩饰和拖延问题的药物。

最常用的助眠药物就是酒石酸唑吡坦，你可能知道它的另外一个名字"安必恩"，它占了美国安眠药市场的 2/3。唑吡坦是安眠药类药品的重要组成部分，它可以帮助人们入睡并延长睡眠时间。2014 年美国共有 5 500 万张安眠药处方，其中 3 800 万张处方上写的都是唑吡坦，销售额合计超过 3.2 亿美元。另一种安眠药"舒乐安定"，其标志是一只绿色蝴蝶，2014 年它在美国的销售额为 3.5 亿美元。这个数字还不包括它的仿制版本"右旋佐匹克隆"，它的销售额为 4 300 万美元。

当你听说有些人依赖安眠药的时候，你就应该明白那些安眠药已经不能被称作"药物"了，因为我们现在已经了解到，没有醒并不意味着你真的睡着了。制药商想让我们相信这是单纯的零和游戏，可事实并非这样。这就是为什么安眠药不是解决睡眠危机的方法——它们是戴着面具的另外一种危机，只会做出虚假的承诺，让我们离真正的有益的睡眠越来越远。

安联保险首席经济顾问、太平洋投资管理公司前首席执行官穆罕默德·埃尔－埃里安告诉了我他的一段经历。他患有睡眠障碍，所以朋友劝他去睡眠诊所看一看。"在测试的最后，医生告诉我，'有一个好消息，也有一个坏消息。好消息是你并没患呼吸暂停和其他的病，坏消息是你的大脑停不下来，到了晚上仍在运转。但是我有个解决办法，可以帮你缓解'。"埃尔拒绝了。他告诉我，"服用安眠药常常是成千上万名患有睡眠问题的人的唯一选项"。他没有这样做，而是对晚间的作息做出了很大的改变，其中最重要的一项就是把电子产品移出卧室。

哈佛医学院教授帕特里克·富勒给我解释了自然睡眠和药物助眠之间的区别：在大脑控制的不同的化学系统中，安眠药通常只是针对其中一个系统发生作用，这种作用是睡眠进程的一部分，所以"必然会造成大脑接收化学信号的不平衡，限制有助于恢复精力的慢波睡眠"。像安必恩那样的新式安眠药虽有助于慢波睡眠，但可能存在副作用，比如在睡眠状态中吃饭或梦游，这明显不属于正常的睡眠行为。

这种不是真的醒来也不是真的睡着的中间状态，会导致人的行为从无害、滑稽走向困扰和危险，比如你很有可能忘记你曾经做过什么。

2014 年 11 月，在《深夜秀》节目上，安娜·肯德里克给大卫·莱特曼讲述她在飞行途中服用安必恩的故事。"这简直是毒药，"她告诉莱特曼，"那一瞬间，我感到自己丧失了知觉，之后又醒来了，每次醒来都伴随着惊奇——我似乎将 DVD 都放进了冰箱。太诡异了！……我最后一次吃药是在飞机降落的时候，当时我在想：啊！我应该穿上衣服舒舒服服地睡一觉……然后我就什么都不记得了。醒来时，我已经把手提箱里的所有衣服都穿在了身上，还给沙拉拍了一段长达 90 秒的视频片段。"

"然后我就什么都不记得了"一句指出了这一事实，肯德里克从那一刻开始什么都不记得了。这是一个有点儿搞笑的故事。但听到她描述把所有的衣服都穿在身上，给实物拍视频的时候已经失去了意识，你就会恍然大悟，这并不好笑。

《今日秀》节目中的茉莉亚·索莫菲尔德经常服用安必恩，她描述了自己"警钟"敲响的时刻。她的信用卡公司给她打电话，因为发现她的账户有可疑活动——凌晨两点在爱瑟保拉齐商店买了接近 3 000 美元的东西。她一开始的反应——是诈骗！然后又马上被证实不是，因为她在收件箱的最新邮件里发现了电子收据：在安必恩的"引诱"下，她在网上进行了一场毫无节制的消费"犯罪"。有时候，服用安必恩也会让她把很多黄糖从袋子里拿出来吃掉，将儿子画好的两个复活节彩蛋吃掉，或是给老板发去尴尬的邮件。她最终摆脱药物助眠，还是因为她丈夫提到了蹒跚学步的孩子。"你怎么保证你不会伤害到裘德？"他问，"如果把他放在你的车里，你会做出什么来？"

国会议员帕特里克·肯尼迪因为胃病服用了安必恩和其他的药，凌晨 3 点他开着车冲破了国会大厦的警戒线。他对这起事故完全没有印象。他把前照灯撞掉了，接着驶向相反的车道；警察描述他就像喝醉了一样，无法保持平衡、言语不清、醉眼迷离。第二天他公开承认自己已对处方药上瘾："我完全不记得自己是怎么醒来，怎么被警察叫到路边，又是怎样因为三项驾驶违规被传唤的。这不是我想要的生活。"实际上，华盛顿大学的研究发现，人们使用安必恩一类的非专利药物，造成交通事故的可能性要比一般人高出两倍。

为了应对此事的持续升温，2013 年美国食品药品监督管理局建议将女性服用唑吡坦的药量减半——减半！并且要求加大警告标签的用语力度，重点强调服用缓释药物后驾驶机动车的危险。这一步意义重大，明明白白地印证了一点：制药商一直以来被默许从缺觉的公众身上谋取利益。

安必恩曾被用来为刑事审判辩护，可谓"甜点抗辩"（指犯人将自己的罪行归咎于其他非正常因素的狡辩行为）的医药版。在一个叫"走出困境"的关于康复和成瘾的网站上，埃里森·麦凯布讲了一个关于林赛·施韦格的故事。林赛今年 31 岁，是一位军工合作商代表。结束一场疲惫的商务旅行后，她服用了一剂安必恩。几个小时以后，她从意识不清的状态中醒来，发现自己在拘留所。原来就在刚才，她从床上爬起来，把自己扔进澡盆泡了个澡，任水管里的水哗啦啦流着，自己驾车出门，然后在驾车过程中与其他车相撞了。酒驾测试时，她三次都没能走成一条直线。警察起诉她醉酒驾车，公诉人依法要求判处她 6 个月的刑期，但是林赛的律师援引她服用的安必恩的警告标签做证，声称她应该在医院，而不是监狱。警告标签上这样写着：

服用安必恩后，你可能会在不太清醒的状态下起床，而且会做出一些意识控制不了的活动。第二天，你可能会对前一天晚上做的事失去记忆……这些活动包括驾车（睡眠状态中驾车）、做饭和吃饭、打电话、做爱或者梦游。

这项指控没有成立，后来林赛被暂时吊销了执照，并且支付了一万美元的律师费。这种故事我听得越多，就越震惊于有这么多相同经历的人，在遇到同样的事故时，仅仅是被吊销执照，承担一笔费用，除此之外不会失去更多了。因为美国食品药品监督管理局的警告，服用安必恩造成的结果被看作药物的副作用，而不是犯罪。我询问美国司法部前副部长特德·奥尔森，请他解释为什么一种情形下的犯罪在另一种情形下却是无罪。"刑法不适用于起诉这类事件，"他解释说，"因为很难清晰地说出各种药物对人的损害程度，疲劳驾驶、缺乏睡眠、注意力被分散等也是如此。"这类情形不像饮酒造成的损伤，可能没有充分的测试或是明晰的标准。一种药在不同的人身上会产生不同的效果。另外，民事诉讼可能会容易一些，没有那么多证据和标准上的障碍。

当然，我们在生命中的很多时候会经历痛苦，比如痛失所爱，这些时候我们可能暂时需要一些外力帮助我们睡眠。但是我们需要区分清楚，在某些时刻暂时向安眠药寻求帮助，像广告建议我们的那样，与每天或长期依赖安眠药治愈失眠症是不同的。

得克萨斯州的空乘朱莉·安·布朗森有一天服用了安必恩，那天早些时候她喝了酒。醒来时，她发现自己身穿睡衣在拘留所里。

令她感到震惊的是，她才知道自己驾车撞到了三个人。其中一个是18个月大的孩子，孩子活了下来，但受到了严重的脑损伤。她本应在铁窗下度过10年时光，但因为服用了安必恩，她仅被判6个月的刑期，她违背了"服用安眠药不能同时饮酒"的警告。

类似的故事并不少。横冲直撞地开车会伤害生命，本不该用制药业所谓副作用的说法脱罪，更何况在很多情况下，牵涉其中的人都是严格按照指导服用安眠药的。

2012年，人类活动家凯丽·肯尼迪在路上突然转弯并撞上了一辆卡车，然后她因为开车横冲直撞被捕。凯丽称关于整个事故她的记忆"完全是混乱的"，她也搞不清楚自己到底怎么了。她说自己错误地服用了安必恩缓释胶囊，和她服用的甲状腺药物产生了冲突，因此，被陪审团宣判无罪。

我的朋友诺拉·艾芙伦告诉我，在巴黎，有一天晚上她吃了安必恩，第二天早上醒来时，她感到茫然若失，头发也湿漉漉的。后来她发现，她半夜起床，将浴缸灌满水，然后泡了个澡。她把这当作一件趣事告诉给了她的朋友——诺拉可以把每件事都变得有趣，但是这件事很可能会发展为一个不同的结局。

另外一个经常服用安必恩的朋友告诉我，她收到了一个联合包裹公司寄来的东西，但不记得买过什么。她打开包裹之后，发现一大堆"妓女的衣服"，结果证明是她在服用安必恩后深夜网购时买的，这种行为也许是出于她的潜意识。（尽管美国食品药品监督管理局提到了很多副作用，但是没有提到怎样恰当地处理妓女的衣服。）

舒乐安定和安必恩一样，也存在相同的危险。因此，2014年

5月，美国食品药品监督管理局要求降低服用舒乐安定的剂量，指出服用它有"第二天早上受到损伤的危险"。最下面一行写道，即使人们按照美国食品药品监督管理局的要求服药，也不意味着大家能够搞清楚药品的副作用。他们承诺"会给公众提供最新的消息"。尽管服药的危险已经在用药警告里写得很清楚了："在服用舒乐安定后的第二天早晨，你安全驾车与清晰思考的能力可能会降低……舒乐安定可能会带来严重的副作用，包括白天困倦不堪、思考力下降、行为古怪、感到困惑或烦躁，以及在睡觉的时候吃饭、开车或从事其他活动。其他反常行为包括具有攻击性、焦虑不安、出现幻觉和不知所措。对抑郁症患者来说，会加重抑郁，可能导致自杀行为。"最令人感到不安的是这可能会造成"你也许不知道你在做什么"的情况。

美国食品药品监督管理局在持续关注安眠药安全问题的同时，还批准了一种新药。它由默克公司推出，被取名为"苏沃雷生"进行售卖。2014年这款药被批准生产后，媒体称赞它"具有开创性"，因为该药的效果据称比其他安眠药更具针对性。但是它在2015年药品广告中所列的副作用，和安必恩、舒乐安定相同：患者在睡觉的时候吃饭、开车或从事其他活动，第二天却什么也不记得……会导致患者具有攻击性、焦虑不安，出现幻觉……加重抑郁症患者的病情，可能令其做出自杀行为。如果这是富有开创性的药物，那些没能获得批准的药会是什么样子？

服用安眠药的潜在危险不只是变成一个无意识的"僵尸"，你还会面临长期的健康风险。蒙特利尔大学和波尔多大学的研究者发现，苯二氮䓬经常被用来缓解焦虑和帮助睡眠，患者在服用 3~6 个月后，患上阿尔茨海默病的风险会增加 32%；连续服用超过 6 个月后，患上阿尔茨海默病的风险会增加 84%。

对于偶尔服用者来说，安眠药也存在重大的健康风险。斯里克里普斯研究所的丹尼尔·克里普克博士在研究中，将服用唑吡坦（安必恩）和羟基安定（替马西泮）安眠药的一万人作为样本组，与对照组超过 23 000 个没有服用安眠药的人进行对比。研究者发现，哪怕是那些只服用过 18 剂安眠药的人，在接下来两年半的观察期里，死亡的风险也要高出三倍，"随着剂量的增加，死亡率也在逐渐升高"。此外，那些服用最大剂量安眠药的人（每年超过 132 剂），患癌症的风险提高了 35%，包括胃癌、淋巴癌、前列腺癌和结肠癌。即使没有过度肥胖、心脏病、糖尿病等健康风险，安眠药和癌症、死亡的关联仍然很大。

目前，我们对这些增加的风险仍知之甚少，比我们在电视里听到的那些病症的风险要少得多。我的一些朋友迷恋有机产品，比如有机尿布、有机洗洁精、有机沐浴液，但是吃安眠药却像吃糖一样。这就有点儿像花费大把心思吃一顿营养丰富的早餐，然后毫不犹豫地抽了很多根烟。

2015 年，克里普克向美国食品药品监督管理局提交了一份请愿书，要求全面改进安眠药的供应、检查管理和上架管理，想要保护消费者，并且让安眠药制药商负起责任来。他的提议包括要求供货商针对安眠药的风险组织更多的调研，让医生告诉患者安眠药的风险，并且要求在药物标签中加入"死亡风险"的内容。

既然有很大的风险，那安眠药实际上能为我们做些什么呢？2015 年《消费者报告》发现，服用安必恩和舒乐安定的人平均只比服用安慰剂的人入睡时间短了 20 分钟，总睡眠时长增加了 3~34 分钟。"安眠药效果甚微。2014 年，美国睡眠医学学会不再以安眠药作为治疗长期失眠症的第一选择。"

　　那么非处方安眠药又怎么样呢？"助眠胶囊"的制造商保洁公司估算非处方助眠药品市场的利润已超过 5 亿美元，并将继续快速增长。令助眠胶囊使用者睡着的是一种叫苯海拉明的有效成分，这种成分也可以在苯那君中找到。苯那君是一种治疗过敏的药物，常被用来达到催眠的效果，尤其被用在漫长的旅途中。密苏里州圣路易斯格伦农枢机主教儿童医疗中心的莎莉尼·派鲁西博士解释说，"用苯海拉明这类药帮助我们获得一夜好眠的同时，实际上也在承受它的副作用。这种药不是针对失眠的，而是用来对抗过敏的"。除了会产生困倦、疲惫等副作用，助眠胶囊还可能会引起头疼、颤抖，以及心律不齐。更严重的问题是，41% 的人服用非处方药的时间超过一年——它在短期内很难见效，2016 年的《消费者报告》调查这样说道。2015 年，华盛顿大学的一项调查也发现，患有痴呆（包括阿尔茨海默病）和使用苯那君一类药物有关联。

　　最令人感到不安的是，有很多未成年人和年轻人也在服用安眠药。密歇根大学的研究者发现，与那些从没服用过助眠药物的青少年相比，因睡眠困难或者焦虑而服用过助眠药品的青少年，滥用药物的可能性是前者的 12 倍。青少年服用处方药的时间越长，他们在某一时刻滥用药物的可能性就越大。孩子们仅仅是在模仿周围成年人的价值观念和行为方式，认为睡眠不足和精疲力竭是通往成功的路上必须经历的。但与这样一个新世界和谐相处，我们需要的只是安眠药吗？

我个人从来没服用过安眠药，这并不是说我从来没有遇到过睡眠问题。很多次，我因为时差反应，为某事焦虑，或是大脑还没能转换到睡眠模式，也遭遇过失眠或半夜醒来的情况。因为想要避开安眠药的陷阱，我尝试了所有可能的替代方法，比如听舒缓的引导冥想。我听了数百次引导冥想，后来遇到了一对非常合拍的老夫妇。他们最厉害的一点是，我都不知道他们每次是什么时候结束冥想的，因为我总是在他们结束冥想前睡着。我也试过草本疗法。我发现心态和方法一样重要。

令人爱恨交加的咖啡因

随着安眠药被开发为世界级巨型市场——安眠药常常令我们在第二天表现得呆头呆脑，我们开始寻找另一种力量来抵消它的负面影响。一个势均力敌的兴奋剂市场出现了。它涵盖所有种类的咖啡因饮料。我们的疲惫被明码标价，这是个"完美的"恶性循环。

我们无法从充足的睡眠中获得清醒和活力，只有强打精神，用功能性食品来代偿。日复一日，我们从一大堆"能量"饮料中汲取精力。一天中感到头昏脑涨的时候，我们抓起又一杯红牛、含糖苏打水或是能量饮料。我们不断强迫自己的身体进入一种无法自给自足的状态，因为我们不允许自己获得足够的睡眠。因此，白天我们疲惫不堪，晚上却兴奋异常。

当然，咖啡和茶已经有几个世纪的历史了，它们令我们清醒，所以我们视其若珍宝。但是在很多文化中，也有关于茶和咖啡的另一种传统——这种传统鼓励我们慢下来，活在当下，适当休息（因此，"咖啡时间"也被称为"休息时间"），例如日本的茶文化。这种传统和劳作中的间歇联系在一起，它是一种停顿，或者，像奥普拉所说的"这是一段浸泡你灵魂的时光"，之后我们又可以精神百倍地投入到工作中去，而不是靠周遭众人推崇的咖啡因强振精神。与我们很多人在马不停蹄的工作中灌一杯咖啡相比，这种状态更像是在给车加油，而不是给我们自己充电。那种只知道加速的生活状态，与仪式感毫无关联。

> 我可以把头靠在一根铅条上，
>
> 假装那是张弹簧床，
>
> 因为我太困了，太困了。
>
> ——凯特·斯蒂文斯，歌曲"我太困了"

在当今缺乏睡眠的文化中，咖啡因已成为一个重要元素。但如果我们喝得太晚，想要与午后的困倦战斗，咖啡因也会影响我们晚间入睡。第二天我们会感觉更疲惫。在睡眠不断被剥夺的怪圈中，我们会依赖一杯又一杯的咖啡因饮料来保持清醒。

在《上帝之饮：六个瓶子里的历史》一书中，汤姆·斯丹迪奇谈道，18世纪"工厂的工人就如同是一架运转良好的机器上的零件，而茶就是润滑剂，保持工厂的顺利运转"。同样，在《左手咖啡，右手世界》一书中，马克·彭德格拉斯特将咖啡消费史追溯到了工业革命时期。简而言之，我们在用二百年前工厂主的方法，将劳工的生产力发挥到极致。我们可能会觉得把这种方法应用在别人身上很残忍，可是为什么用在我们自己身上就并不觉得过分，甚至感到有点儿崇高？我就是这样一个人，爱咖啡爱得不得了，每天早上都要喝上一杯（我尽量不在下午两点以后喝咖啡，这是睡眠专家推荐我们不要饮用含咖啡因饮料的时间）。

20世纪40年代以来，美国的咖啡销量实际上降低了一半。取而代之的是，我们开始疯狂饮用含有超量咖啡因和糖分爆炸的苏打水。美国每年碳酸饮料的销售额高达770亿美元，而每年咖啡的销售额是130亿美元，碳酸饮料的销售额差不多是咖啡销售额的6倍。美国前十名最畅销的软饮料中，有8款饮料都含咖啡因。正如莫里·卡彭特在《富含咖啡因》一书中所阐述的那样，20世纪初，美国农业部化学研究局将可口可乐里的咖啡因定为有害且会上瘾。"为什么这个国家的人要受制于这种可恶的'毒药'？"化学研究局局长哈维·华盛顿·威利质问道，"疲劳是个自然的信号，象征着危险已经逼近。"如果火车行进在不紧密贴合的轨道上，并且所有红色信号灯都被撤掉了，你还怎么保证安全？这些都是危险的信号。疲劳是什么？它就是一种自然信号，告诉你"你已经做得够多了。"

一个世纪以后，咖啡因产品衍化为饮料和眼下时兴的产品，比如喷雾、汤、牙刷（有了咖啡味的牙刷，为什么还非要等着早上的咖啡？）、长筒袜、啤酒、糖果、燕麦片、漱口水、爆米花、辣酱、唇膏和水！甚至有报告称，一家瑞典的安全套公司将要生产咖啡味的避孕套（真是太搞笑了）。

当下最流行的咖啡因饮料是加入了咖啡因和牛磺酸等物质的能量饮料，比如红牛。2014 年，红牛在全世界卖出了超过 56 亿听，它的主要竞争者"魔爪"2014 年的销售额增长了超过 9%，达到 28 亿美元，其中包括了印度、北非和土耳其等发展中国家和地区的市场消费。

对能量饮料欲罢不能也会导致我们生病。饮用太多此类饮料会引起一系列副作用，包括恶心、呕吐、颤抖、神经质、极度兴奋、急性病发作、心情变化、腹泻、血压升高和肾脏问题。在美国，因为能量饮料而"拜访"急诊室的病患从 2007 年的 10 068 例增加到 2011 年的 20 783 例，其中 1/10 的病人情况紧急，需要住院治疗。

愚蠢的"聪明药"

我们中的一些人越来越希望借助一天中的第四杯咖啡或是一听红牛，来寻找下午或者深夜精力爆棚的感觉。在现代提神食品中，还有一种选择就是莫达非尼一类的药物（它原本被制造出来治疗嗜睡症和其他睡眠障碍急性病，这种药在倒班工作的人和疲惫的副舰长的药箱中特别常见），此外还有所谓的"聪明药"，诸如阿德拉、利他林等能够引起神经兴奋的药物，再有就是像吡拉西坦一样宣称可以增进认知功能的药。

这些药的功效目前仍有争议。2014 年，有研究发现长期服用可能会降低大脑可塑性，这一点在年轻人身上体现得尤其明显。《新闻周刊》的贝琪·艾萨克森说，"能让我们在短时间内保持精力充沛的代价就是创造力、适应性和智力的长期受损"。

根据儿童零吸毒工作联盟的调查，1/5 的学生在大学期间曾滥用处方兴奋剂。"我们逐渐看到了事情的全貌，与平时学业上不努力，靠滥用处方兴奋剂把学习时间恶补回来的人相比，那些压力过重、身兼数职的人使用得更多，他们仿佛要蜡烛两头烧才能支撑下来。"常春藤盟校的学生中，18% 都服用过兴奋剂。事实上，2014 年美国心理学会发现，千禧一代是最焦虑的一代，接近 1/3 的人说他们无法睡着是因为"他们在思考所有需要他们去做却还没做好的事"，而且"有很多事等着他们去做，但是他们没有足够的时间"。对于数量庞大的大学生群体来说，大学已经成为过度劳累的长期训练场所了。睡眠不足已经成为大学的一种传统，这是睡眠产业唯一乐于去利用的事情。就像红牛广告中所说："在大学里，没人希望再多睡一会儿。"

失眠这个问题

如果你和大学生聊天，他们会告诉你，他们常常认为自己处在睡眠与生活的夹缝中，无望取胜。正如 Spotify 音乐平台的广告所说，"大学时期就是在做决定，很大的决定，比如睡还是不睡？"萨拉·赫奇科克在报纸上发表了一篇名为"常春藤盟校的失眠问题"的文章，对这个问题给了我们第一手的描述。"在我搬进普林斯顿的宿舍的时候，睡觉这件事并不受到鼓励，"她写道，"我听到校园各个角落都在重复：要睡眠，还是要成绩和社交？大家对其中优先项的看法一致：我们到死的时候（或是毕业的时候）就可以睡觉了。"

安克拉·德拉·克罗斯给瓦萨学院的《瓦萨综合新闻》撰稿时也提到了相同的问题：

> 小时候，我们会小睡、休息或者午休片刻。长大后，小睡时间被省略，休息的时间被牺牲掉了。进入大学后，连吃饭的时间都从我们身边被带走了。现在我们甚至没时间去呼吸，更何况是睡觉或是放松片刻。某些东西因为太重要而挤进我们的学校生活。什么时候睡觉变成了奢侈品？……睡眠作为一种社会习惯，我们不必强调它的重要性……娱乐活动都集中在深夜；学习也要通宵达旦；人们从世界各地聚集到这个"不夜城"……总之，我们的确需要时间睡觉，但是我们没有这样选择。

下面是《赫芬顿邮报》来自大学的自由撰稿人对他们各自校园睡眠文化的描述：

> 我习得了一种观念，睡眠不足就是一枚"荣誉勋章"。人们有时称利维图书馆为"利维宾馆"，因为很多同学都会在里面通宵学习。
>
> ——费尔南多·乌尔塔多，南加州大学

我在这个暑假的愿望就是能补补觉。

——汉娜·塔特索尔，特拉华大学

在这里，人们从来不把睡觉放在第一位，你经常在半夜看到学生宿舍每个房间里的灯都是亮着的。

——路易斯·鲁卡斯，田纳西大学

手中端着一杯咖啡，谁还需要睡觉？

——肯扎·卡迈尔，俄亥俄州立大学

在考试周，我会看到Snapchat照片分享平台上人们纷纷晒出自己在图书馆学到多晚，就好像是在比赛一样。

——玛德琳·戴蒙德，巴克内尔大学

最近这些年，社会非常关注高中生和大学生的酗酒和吸毒问题。但是2014年明尼苏达州圣托马斯大学的一项研究显示，缺乏睡眠对成绩的影响，与酗酒、吸毒对学生成绩的影响相当。"我认为公共医疗服务的问卷登记表并不会经常涵盖睡眠问题，"圣托马斯大学的心理学教授洛葛仙妮·普利恰特说，"睡眠不足可以解释你看到的很多其他问题，包括病症复发。"

大学里让睡眠变得困难的是害怕错过的恐惧，这会导致手机依赖，全天都像着了魔似的查看短信、消息、更新、通知和警报。加州州立大学的研究人员多明格斯·希尔针对700名学生进行了调查，发现那些离开手机就感到焦虑的学生，更容易盯着电子屏睡着。而且，他们也会在夜里频繁醒来查看手机。

缺乏睡眠和过量饮酒一样都会对学生的成绩产生不好的影响，这二者之间本身也存在联系。2015年爱达荷州立大学的一项研究发现，与那些睡得好的学生相比，存在睡眠问题的学生酗酒的可能性增长了47%，而且戒酒一年之后他们更有可能再次酗酒或是醉酒驾车。甚至在5年前，睡眠不足的高中生更容易酒后驾车。学生每多睡一个小时，酗酒概率就会降低10%。这项引人注意的数据将焦点引向了控制酗酒。

睡眠不足的学生常求助于兴奋剂。我们尚不了解青少年长期服用处方兴奋剂的后果，但是我们了解到了其中一些人的状况。"断断续续服用兴奋剂会造成失眠，并且兴奋剂会引发精神病。这些学生会变得偏执，还会产生幻觉。"迈阿密大学的精神病专家乔什·赫什说。

美国佛罗里达大学发现10~18岁的孩子中，15%的孩子都服用过处方安眠药，就像彼此分享相片和音乐一样，他们也会分享处方药。美国儿童零吸毒工作联盟的研究发现，18~25岁的青年之中，有1/3的人曾经和朋友分享过处方药，而且数量相当的人曾为了大剂量开药夸大自己的症状。有一半的人说处方药并不难搞到手。换句话说，学生们白天都在刻意地"嗑嗨"自己，晚上又刻意地让自己睡着。

幸好还存在一个解决措施，那就是睡足觉，晚上不要依赖安眠药，白天不要依赖红牛。虽然这会让你承受白天的疲惫，但也会让你获得一夜好眠。的确，要摆脱安眠药导致的恶性循环并不容易，有无数指标告诉我们患有身体疾病，毕竟有人花了上万美元让我们相信安眠药能够治疗失眠问题。我们的身体器官没有问题，是我们的生活方式出了问题，但很少有人告诉我们该怎样解决。

第三章
睡眠是成功的敌人？

　　在人类漫长的历史叙事中，睡眠是个反复出现的重要主题。随着历史长河的发展，我们怎么思考和看待睡眠这件事也发生了变化。在过去的 40 年里，科学证明了古老智慧所认同的睡眠的重要性。睡觉时大脑和身体如何运作，对于这些我们有了惊人的研究发现，这些发现又促使我们掀起了一场"睡眠复兴运动"。科学证明了睡眠对身体健康、认知功能、竞技能力和综合能力的重要性。我们应该去重温古人对睡眠的珍视：它带给我们和谐的日常生活，赋予我们更多精力与智慧。睡眠超越了日常活动，超越了成功与失败。

古人眼中的睡眠

自有文字记载以来，睡眠和梦在任何宗教和文化中都扮演着非常重要的角色。睡眠这件事备受尊敬——它太重要了，以至于睡眠被视作奢侈的事。"人们追寻宁静的睡眠，就像猎人追寻猎物，采集者采集坚果和根茎一样，他们靠这些食物度过艰苦时期，"凯特·达夫在《睡眠的秘密生活》里这样写道，"睡眠就像是食物，珍贵且必要，虽然它总是难以获得，但它是身体和精神的力量源泉。"

在古埃及和古希腊，人们都会在夜里"求梦"以寻求梦的解析，他们询问神灵关于生活的问题并祈求神灵医治疾病。睡眠和梦不仅是解决生活问题的捷径，它还是通往圣途的路。印度最古老的神圣经典《奥义书》可追溯至公元前700年，其中提到了梦，有充满诗兴的隐喻：

> 尊贵的神，真我，不朽的天鹅
>
> 离开身体的小小躯壳，到他想要去的地方。
>
> 他经过梦的领地；幻化成数不清的各种形状；
>
> 性的喜悦；与朋友一起吃、喝、欢乐；
>
> 或用令人胆战心惊的可怖景象来惊吓自己。
>
> 但他并不执着于任何他看到的东西；
>
> 他游走于梦和清醒之间，
>
> 品尝到欢乐也经历善恶之后，
>
> 他回到一开始的极乐状态。

在《圣经·创世记》中，我们看到约瑟夫因为梦而获得地位。约瑟夫是雅各和瑞秋的儿子，他因为拥有会解梦的独特本领获得法老的青睐。"因为上帝告诉了你一切，"法老告诉他说，"所以没有人比你更明辨，比你更智慧。你可以住在我的楼上，我所有的人供你差遣。只有坐在王位上的我比你地位更高。"

沉睡之灵魂

无功于世人

无用于世界

——赫拉克利特

古希腊和古罗马都有他们自己的睡眠之神。古希腊的睡眠之神是修普诺斯，古罗马的睡眠之神是索莫纳斯。大卫·兰德尔在他的著作《梦的真相》中写道，古希腊人将睡眠看作一种生与死的中间状态。的确，修普诺斯的双胞胎兄弟就是死亡之神塔纳托斯。"遗忘河"（lethe）——那条能让人遗忘的河水，流过引梦貘人的山洞，帮助人们忘记世间万象和人生难题。我喜欢"遗忘河"这个名字，因为它与另一个古老的希腊语有联系，那就是"解蔽"（aletheia）。如同公元前5世纪的希腊哲学家赫拉克利特所写，"我们醒来，身处同一片时空；我们睡去，却通往各自的世界"。

同时代的古希腊医生、哲学家阿尔迈克翁率先提出了有名的睡眠理论。他认为血液从人体表层流入内部，因而需要睡眠。100多年后，亚里士多德在《论睡眠》一书中这样定义睡眠："感觉器官受到控制，导致难以发挥作用；睡眠的出现是一种必然……可以帮助我们储存体力。"亚里士多德的"器官控制"理论并不正确，但是储存体力那部分叙述展现出了他惊人的先见之明，科学已然证实睡眠有助于恢复精力。

凯特·达夫提到，中国古代文学《列子》中"提到睡眠和清醒是一个巨大整体的两个方面，类似于夜晚与白天、冬天与夏天、阴与阳"。

17 世纪，笛卡儿像亚里士多德一样专注于睡眠恢复精力的功能。他在《世界（论光和论人）》中写道："睡觉时，大脑中的物质也都属于休息状态，它们得以被滋养、被修复，被细微的静脉、动脉中的血液润湿，这些作用都会在人的外表呈现出来。"这种理论对人的身体机制的认识稍显偏颇，但其他描述完全正确。

分段式睡眠

工业化之前的睡眠与当代睡眠之间的不同，不仅体现在我们对它是否怀有敬意，也体现在我们是否遵从自然。在人类很长一段历史进程中，夜晚被划分成两个时间段，也叫"分段式睡眠"。有关"分段式睡眠"，最早的文字记录在《奥德赛》中，荷马写到了"第一段睡眠"。在两段睡眠之间是清醒时间，可以持续几个小时，但是这段醒来的间歇与白天醒着的时间不同。这是一段珍贵而有益的时间。马萨诸塞州大学的失眠症专家格雷格·雅各布说，"几乎所有哺乳动物都具备这种不连续睡眠的特性，我们也会在生命的早期和末尾经历这种睡眠模式"。

《日落之后》的作者罗杰·艾克奇在描绘睡眠间歇的特殊时说道："热情需要被满足，或者来上一杯麦芽酒。"大多数人不会离开他们的床，他们更愿意回味梦境。没有其他时刻能像那一刻一样给我们片刻安静，这片黑暗重新给予我们宽容、笃信，让我们能够释放情感。艾克奇提出，如果一对夫妇想要拥有一个孩子，这段时间被看作绝佳时刻："16 世纪的一位医生，将乡村农夫多子归因于他们在第一觉睡醒后做爱，他们会获得更多的快乐，并且能获得更好的效果。"充满活力的乡村农夫到底在什么时候从做爱中收获更多快乐？是在喝了一杯麦芽酒后，还是在灵魂的自我拷问之后？我们不得而知。

人们再次睡去之前的几个小时里，做爱、读书和写作占据了大部分时间。但是，正如艾克奇所说，没有什么比利用这段模糊了"清醒与睡梦"的时间来弄懂梦境更重要的事情了。梦境在个体以及他们的关系中的作用难以想象。这种影响可能是短暂的一瞬，但是在一些情况下，也可能持续一生。

在这数小时安静的放松时光里，我们不会受到日常生活的搅扰，还能了解平时不易察觉的事情，领悟内在独特的洞察，这经常发生在睡与醒的转换之间。埃德加·爱伦·坡称之为"一种幻象，极其精妙，并非什么思想，而是一种……迄今为止我还没有找到合适的语言来形容它……它在灵魂中升腾……在那些非常平静的时期……或是仅仅在那一刻，它将梦与醒之间混杂的世界分隔开来。只有在醒来的那一刻，我才知道这些幻象的意义"。这些幻象给予作家灵感，包括著名作家罗伯特·路易斯·史蒂文森。他说："梦对我来说就像是重新开始生活，偌大的宇宙中我仿佛只认识万能的造物主。"

我们的祖先对睡眠和梦怀着无比的尊敬，而我们却因睡眠困难感到困扰。今天的我们被科技、高压工作以及现代生活的喧闹叫嚷所包围，我们的祖先被更多能真切打扰到他们睡眠的事情所包围，被声音、味道和动静所包围，包括和他们睡在一个屋子里的农场动物。那时没有隔光窗帘、白噪音器、超密纺织床单，也没有薰衣草袋。"在一些人家……老鼠制造的骚乱会令墙体濒临倒塌，"艾克奇这样描述 17 世纪晚期、18 世纪早期的情况，"破败的房子里，缺失的木板、松弛的地板、有缝隙的门、破烂的窗户和松散的烟筒发出噪声。"

睡眠在很大程度上可谓一种社交活动和增强家庭凝聚力的方式。埃默里大学的人类学家卡洛·沃斯曼教授告诉我，"和他人同睡从人类的婴儿时期开始就很普遍，它可以给我们提供安全保障，这种最亲密的氛围可以被所有年龄段的人共享"。

有时同床而眠可能只是一种需要，就像你和室友为了节省开支合住一间卧室一样，也有可能是因为两个人想要建立一个国家，比如本杰明·富兰克林和约翰·亚当斯必须在新不伦瑞克省的小旅馆里睡同一张床。他们为是否开窗户而争论，最后亚当斯听着富兰克林的"寒冷理论"睡着了。这再次证明了一点，伟大的人不一定能够成为好室友。

虽然现今有很多理由证明分段式睡眠已经过时了，但这里也有很多证据表明它就是我们的自然状态。在美国国家心理卫生研究所的研究中，被试者进入一个连续14个小时没有人造光的环境，他们就会像我们的祖先一样切换到分段式睡眠模式。据此项研究负责人托马斯·威尔博士所说，"人类整合式睡眠可能是现代照明技术的一项副产品"。

所以，现在的睡眠障碍可能是现代化之前睡眠模式的自然延续。艾克奇说："我们所追求的无缝睡眠才是非自然的，它是现代社会创造出来的。"但那些在半夜醒来的人"把这看作非正常状态，只会加重他们的焦虑，强调他们无法入睡这件事"。

我们最终转变了分段式睡眠的模式，并且随着人造光的普及，我们永远改变了与睡眠的关系。1318年，第一个公用路灯——一盏点烛灯笼被挂在法国夏勒特广场上。1667年，在"太阳王"法国国王路易十四治下，巴黎成为全世界第一个大规模装饰人造灯的城市。之后，其他城市也很快普及。

最早点亮夜晚的是蜡烛或油灯，这些工具我们已经使用了数百年。那么，为什么城市照明在17世纪才开始发展起来？伊利诺伊大学的历史学教授克雷格·科斯洛夫斯基说，因为人们对夜晚的看法发生了改变："原来夜晚与危险相联系，不管是自然还是超自然的。但是在17世纪，欧洲人开始发现他们在全世界扩张统治的机会……"在疯狂扩张的年代，夜晚成了又一个被征服的领地。

到17世纪末，欧洲有超过55个城市的夜晚都被灯火点亮。在1807年，伦敦蓓尔美尔街成了第一个使用煤气灯的街道。到20世纪初期，巴黎有超过5万盏煤气灯街灯。大洋彼岸，1816年，巴尔的摩市建成了美国第一家煤气公司，一年之后，巴尔的摩市的街道被煤气灯点亮。在东南亚，新加坡于 1864 年装上了煤气灯。谈到现代社会中我们与睡眠之间的关系时，所有这一切都成为历史。我们现代的睡眠叙事要从工业革命开始讲起。

工业革命与睡眠

工业革命真正改变了我们与睡眠之间的关系。人造光让睡眠被"殖民"，机械化让睡眠价值被衡量，资本主义认为睡眠毫无用处。纵观 19 世纪，与工厂一样，机器、工人和睡眠成了被尽可能攫取利润的商品。可以说，失眠不仅掉落了神坛，更被弃如敝屣。毕竟，我们在睡眠上每多花一小时就意味着少工作一小时，因此也就"浪费"了一小时。"这种情况逐渐加重，"凯文·希尔斯通和劳里·科利尔·希尔斯通在《美国的工业革命》里写道，"所有者与工厂经理将劳工视作生产周期里的一件商品，他们想尽可能低价买入，并且尽可能高效使用。"

为了支持这种新的工作方式并强迫工人去适应它，不睡觉被视作阳刚之气、力量的标志。艾伦·蒂里克森在他《危险的困倦》一书中称之为"英雄的不眠"和"充满男子汉气概的毅力"。睡觉反而成了"软弱无能"的象征，并且这种有关睡眠的男子汉气概理论一直延续到了今天。"工作时间的长短成了男人竞争的方式之一，"加州大学黑斯廷斯法学院的法学教授告诉我说，"我们真的只是在谈论工作计划吗？"

为确保生产效率最大化，工厂开始在夜间运行，工人夜以继日地倒班工作。女人尤其辛苦，她们不仅工作时间变长了，维持家庭运转和照顾家人的责任还在她们的肩上。随着非人性化状况的增多，美国政府开始制定相关法律保护女性。随后的一段时间里，围绕改善工作环境的需求，法庭、立法机关和政府官员达成了越来越多的共识。后来，被任命为美国最高法院法官的路易斯·布兰代斯提交了一份诉讼摘要，最新的社会科学数据显示出缺乏睡眠对健康有影响，尤其是对女性："睡眠对于健康非常重要，并且可能没有一件事能够替代睡眠发挥作用。"诉讼大战的结果之一就是以立法的方式来对抗人类关于睡眠的新理念，并且人们的睡眠作为商品以精细到不能再精细的方式被量化。

尽管工人运动取得了一定成果，但是对法律条款的小修小补与"睡眠意味着软弱"的流行观念相比，仍相形见绌。"那些对睡眠计划墨守成规的地方很快被嘲笑是一潭死水，聚集着不能适应工业化世界的一群人。"大卫·兰德尔说。

8小时工作，8小时休息，8小时做你想做的事

在所有工业种类中，对人最不友善的就是钢铁工业。美国的钢铁工人在1919年掀起了大罢工，要求减少工作时间，但是他们的努力白费了，境遇依旧凄惨。自20世纪20年代起，钢铁工人承受着每隔一周两班制的工作模式，这样工厂可以不雇用其他倒班工人。由来已久的睡眠不足问题影响着整个社会。《钢铁：未来工人

日记》的作者瓦尔斯·拉姆福德·瓦克描绘了 1922 年的状况。"据我观察，每天工作 12 小时，"他写道，"已毁掉或严重影响了我们正常的娱乐生活以及参与家庭聚会、教堂活动或社区活动，而这些活动被我们视作理所当然，并且也算是美国传统。"

还有一个问题就是异常疲惫的工人操控着充满危险的机器。"工人不管何时何地，总是找机会打盹，有时还会惨遭不测而身亡，"乔恩·欣肖和彼得·斯特恩在《现代社会的工业化》一书中写道，"当工人即将结束时间漫长的轮班，或是从白班倒夜班时，事故发生次数常会达到峰值。"艾伦·德里克森提起一位钢铁工人阿尔弗雷德·基弗的悲叹，"男人们在钢铁厂门口排着队，等着自己的亲人给自己送饭，再完成另外 12 个小时的工作，真令人难过！他们像牲口一样工作 24 个小时，还被关在'囚笼'里"。基弗因为在持续工作了 21 个小时时睡着而被开除。

8 小时工作时间的要求在劳工运动中被确定下来。1889 年，一些工会会员向马萨诸塞州伍斯特进军，高举"8 小时工作，8 小时休息，8 小时做你想做的事"的标语。但直到 1926 年，美国的大公司福特才开始采取一周 40 小时的工作模式。

劳工的睡眠问题因普尔曼公司乘务员事件而广为人知，这些工人都是普尔曼卧铺车上的员工。他们在与恶劣的工作环境抗争的过程中形成了非裔美国人联盟和卧铺车厢乘务员兄弟会。1935 年的一篇文章描写了他们被迫忍受的恶劣环境："普尔曼公司的列车员……晚上就睡在列车上的吸烟室，要是紧邻吸烟室的上层铺位正好空着，他们就睡在那里。乘客离开吸烟室，他们才能去睡觉。"

无论白天还是黑夜，他们随时被差遣以提供服务，服务的时间长到令人发指。

工作时间过长、休息时间过短的结果可以预见。这不仅体现在普尔曼公司的员工身上，还体现在工程师、信号操作员以及所有的铁路员工身上，那就是车祸、出轨和死亡。在 20 世纪与 21 世纪之交，美国政府州际商务委员会委员爱德华·莫里斯写道："不可否认，很多事故都是这样发生的，就算长时间地工作不是导致这一切发生的直接原因，乘务员也已成为受害者。"然后他提到了在伊利诺伊州发生的交通事故，引述了芝加哥报纸的推论，"公司领导让他们的工程师和司炉工喝威士忌或服用鸦片，然后让他们连续工作15~17 个小时，并且希望他们对路线依然保持清醒"。相同的话也适用于其他公司。

美国的睡眠之战

人们对睡眠看法的转变席卷了工业化世界，但是也有一些美国人对于工作和睡眠有独到的看法。新世界肥沃的土壤里滋养出一种文化，把睡觉与懒惰相等同。"真正有操守的人，"丹尼尔·罗杰斯在《工业化美国的工作伦理，1850—1920》中写道，"首先是一个有力量的人，然后像永动机一样不知疲倦。"那些日子正如亨利·波特主教描述的那样，"被装满了踏实且合理的任务，根本就没有时间做梦"。有一种看法在殖民时期受到支持，提出这种看法的不是别人，正是颇具胆识的青年本杰明·富兰克林，他在《穷理查年鉴》中写道："起来，懒鬼，不要再浪费你的人生了！到了棺材里你可以睡个够！"

毫无疑问，美国商务精英阶层受到查尔斯·达尔文的影响，他的适者生存理论已经从丛林扩展到了会议室。罗杰斯指出流行观念中不停地工作与地位、成功之间的关系，并引用了美国联合太平洋铁路公司霍勒斯·格里特·伯特总结的关于成功的秘密："勤奋专注，以及工作、工作、工作、工作，再工作。"

"将工作时间无限延长，将睡眠时间无限缩短"的观念已经在美国人的意识里牢牢扎下根来。考虑到美国的传统和历史，这样的看法毫不奇怪，这是美国的"创世神话"之一。如果你想要找出一位能彻底将这个谬见贯彻到底的代表性人物，那肯定非托马斯·爱迪生莫属——他深信睡眠没有意义。他自夸每晚睡觉时间从不会超过四五个小时，他也相信美国人应当追随自己，走在被光明照亮的进程中，完成自我提升。

事实上，我们无从得知爱迪生为何不曾提及他勤奋工作和彻夜不眠的英雄事迹。为了完善灯泡，他不断尝试、不断失败，然后再尝试。当然，这意味着，他放弃睡觉的意愿是与他的才智、信仰以及最终的成功紧紧联系在一起的。《芝加哥论坛报》称赞他"无时无刻、日日夜夜都想工作"，即使在度蜜月时。（说句题外话，我想问问爱迪生夫人，蜜月时光幸福吗？）

1914年，在白炽灯灯泡发明35周年时，《纽约时报》采访了爱迪生。杂志的封面上印着大字标题，写着爱迪生对未来的设想："未来人们花在床上的时间会越来越少。""以前人们日出而作、日落而息，"爱迪生解释道，"一百万年以后，根本不会有人睡觉。实话讲，睡眠就是件荒唐事，是个坏习惯。我们无法马上摆脱睡眠对我们的束缚，但我们总会摆脱的……对于提高人类的效率来说，这个世界上没有什么比睡觉更危险的了。"他甚至还做了一道卓有成效的数学题："想象一下，我们发起了一场运动，就先从教育 9 000 万美国人每晚少睡一小时开始。那么每个人一年就会多出 365 个小时，比一个人连续工作一个月、每天工作 10 小时还多。对于 9 000 万人来说，就相当于每年多出了 35 亿小时的工作时间。我想不出还有其他什么方式能给世界带来如此大的一笔财富。"他总结说，"人类牺牲的睡眠会以增加人类总资本的形式回报给我们，所以人们没有理由上床休息"。回想一下少年时期你的父母逼你起床的艰难时刻。再想象一下如果你是爱迪生的孩子（爱迪生有 6 个孩子），周六早晨怎样度过。

> 看到人们一直都不睡觉，不禁让我觉得睡觉已经很过时了。所以我最好赶快拍一部关于人们睡觉的电影。
>
> ——安迪·沃霍尔

爱迪生相信他可以通过提高晚上的生产力让睡眠成为过去时。在历史上，放弃睡眠甚至与美国关于胜利的叙事交织在一起。1927年，当另一位典型的美国英雄查尔斯·林德伯格成为首个独自驾驶飞机飞越大西洋的人时，睡眠又一次成为必须被攻克的障碍。林德伯格在他的自传《圣路易斯精神》一书中回忆了他与睡眠所做的斗争：

我都不敢想"睡觉"这个词。我还有一片海洋需要去跨越，巴黎还等着我去寻找。跟这些比起来，睡觉这件事微不足道……现在没什么别的事情能干扰我了。只有睡眠会影响我的判断、我的航向、我飞行的准确性……与睡眠做斗争最令人挠头的一点是，你越想打败它，就越增强了敌人的实力，你就越无力抵抗。

他最终战胜了"敌人"。柯立芝总统在欢迎回家演说中称林德伯格"具有英勇无畏的气概，被无可战胜的意志所驱动，被未来的期许和维京人祖先精神所鼓舞"。也就是说，成为一个伟大的人，不仅要有英勇的性格和维京人的精神，还要能够与不断累积的疲惫和缺觉做斗争（不断被煎熬，直到练就"火眼金睛"）。

"睡眠有罪"的主题也反映在我们的文化和文学中。在《瑞普·凡·温克尔》的故事里，华盛顿·欧文描绘了一个做白日梦、讲故事、喜欢自己在树林里散步的人。我怀疑他描写的就是勤劳工作的对立面，应该适当加以惩戒。有一天，他和一些奇怪的探险者一起走进大山，之后他喝醉了，一睡不醒。等他醒来时，已经过去了20年，他错过了妻子的去世和美国独立战争。一提起睡觉这件事，就显得很不"美国"：凡·温克尔睡了一大觉，他错过的不仅是自己的人生，还错过了祖国的诞生。这是一则警示故事，讲述了这个新国家如何定义自己，它的价值观又是怎样的。在新生活中，对白日梦和睡眠深恶痛绝。

我们不得不说，新国家的诞生也有保罗·列维尔的一份功劳，这位美国独立战争的英雄在其他人都安睡时还醒着，这使得他可以警告民兵组织英军即将来袭。

但问题是这些"忍住不睡"的英雄事迹和必须应对的情况——保罗·列维尔警告民兵组织、查尔斯·林德伯格飞过大西洋，或者平日生活中，一位母亲因为生病的孩子熬夜——都是我们应当赞扬的特殊情况。显然，如果林德伯格打盹的话，他就无法飞越大西洋；如果保罗·列维尔睡着了的话，他就没办法通知民兵组织；母亲也会和孩子一起睡着。但是流行文化中，这些忍住不睡的事迹被放大，成了我们应该遵守的"日常美德"。

睡眠就是敌人

想要战胜睡眠的渴望不仅仅局限于美国。对睡眠最富雄辩而不失礼貌的批评来自弗拉基米尔·纳博科夫，他在回忆录中称睡眠为"最低能的'社团'，入会的会费最高，还都是遗风陋习。其低级的追求简直是一种精神上的折磨……我难以接受夜晚对我的背叛，它让我失去理智、慈爱和才智。不管我有多么疲惫，要放弃意识的痛苦对我来说都是一种难言的憎恶。我厌恶睡眠之神索莫纳斯，这位戴着黑色面罩的刽子手将我绑在了时钟之上"。

拿破仑在被问及睡多长时间合适时回答道，"男人6小时，女人7小时，笨蛋8小时"。对于拿破仑来说，睡眠是他要征服的另一位"敌人"。威廉·亨利·赫德逊在《拿破仑》一书中解释说，"即使是身体的疲劳也不能影响他心中的热情和大脑的灵活。睡眠被他驯化成了一个奴隶，他招之即来，挥之即去"。

拿破仑还把这种想法贯彻到了军队中。"拿破仑在谈起疲劳时，把它当作身体天生的缺陷，"宾夕法尼亚大学睡眠和时间生物学主任大卫·丁格斯说，"如果你能让你的军队长期保持较少的睡眠，并且还能保证他们的战斗力，那么你就拥有了很大的战术上的优势。"

当然，这只是一种假设。如果拿破仑能够将他晚上的睡眠时间延长到"笨蛋"的水平，那么发生在滑铁卢的战役也许会有不同的结果。但是，正如丁格斯所说，拿破仑的睡眠之道完美诠释了高效人士能将前额叶皮质的强大控制能力扩展到睡眠功能上的假设。这种假设或许来源于"拿破仑情结"。事实上，丁格斯对此进行了大规模的实验，发现持续睡眠不足会导致"认知能力被不断削弱"。换句话说，不管你是聪明绝顶的将军、伟大的发明家，还是进入了"30 岁以下 30 位精英 CEO 榜单"，在睡眠这件事上弄虚作假并非一种有勇气的表现，也不是检验意志力的方式。最新的科学发现表明，这就是自负和愚蠢的表现。

19 世纪，"睡眠象征着人类的脆弱和羞耻"的观点也体现在人们对卧室的看法上。在那个时代以前，世界上很多地方都把卧室看作社交场合和公共场所，这反映了人们对睡眠共同的喜爱与敬重。路易十四就以在卧室床上举行受觐礼和招待政要而著名。但是到了维多利亚时代，睡眠被视作羞耻的存在，卧室也逐渐退出了公共视野。

睡眠的科学发现

　　19 世纪，医生和科学家开始把更多的精力和资源放在研究睡眠上。哈佛大学睡眠医学部在它的"在线睡眠史年表"上记录了许多相关进展。1827 年，苏格兰的罗伯特·麦克尼什出版了《睡眠的哲学》一书，这是现代社会第一本睡眠研究书籍。1869 年，军医、神经学家，在内战之前担任过军医处处长的威廉·哈蒙德出版了《睡眠和精神错乱》一书。1885 年，亨利·莱曼出版了《失眠症和其他睡眠失调症》。当科学家试着去理解到底睡眠是什么时，睡眠失调可以被药物治疗的理念开始进入公众视野。1903 年，第一种安眠药"巴比妥"被研发出来。因滥用和过量致死的报道，它在很短的时间内名声大噪。之后，其他安眠药也打入市场。到 1930 年，据估计，美国每年巴比妥酸盐的消耗剂量达到 10 亿毫克。

　　一项重要的里程碑事件发生在 1913 年，法国的研究人员亨利·皮埃隆出版了《睡眠的生理问题》，这时人们才普遍认为首先要从生理学角度去看待睡眠。德国精神病学家汉斯·贝格尔制造出第一台脑电图扫描仪，这是一种能够监测脑电活动的仪器。贝格尔在 1929 年发表了他的研究，指出人在醒来和睡着时脑电波是不同的。1935 年，德国生物学家、植物学家欧文·邦宁用"生物钟"一词来描述人体的昼夜生理节律。

　　当大学开始涉足睡眠科学研究时，这一领域获得了合理性，并且势头强劲。1925 年，著名的睡眠研究学者纳撒尼尔·克雷特曼在芝加哥大学开创了世界上第一个致力于睡眠研究的实验室，探索睡眠生理学和人类意识。他在 1939 年出版了极具开创性的著作《睡眠与觉醒》。1953 年，克雷特曼的研究生尤金·爱瑟林斯基发现了快速眼动睡眠。

美国睡眠障碍中心协会（现在的美国睡眠医学学会）成立于1975 年，是第一个被认证的睡眠专家组织。三年以后，医学期刊《睡眠》第一期开始发行，期刊的掌舵人是斯坦福大学睡眠研究专家克里斯蒂安·格里米纳特和威廉·迪蒙特。

1982 年，认知科学家凯雷·史密斯发现了睡眠、学习和记忆巩固之间的联系。第二年，芝加哥大学的睡眠研究专家艾伦·赫特夏芬论证了长期缺乏睡眠的致命后果。

在亚里士多德、赫拉克利特和那些古老的先贤逝去好多个世纪后，我们又开始给予睡眠应有的位置——眼下的科学和技术能力为我们收集到了前所未有的数据。

"不睡觉"运动

冷战一开始，伴随着中产阶级的缓慢增长以及国际竞争的日益加剧，加之美国人察觉到自己的国家已经在军备竞赛和太空竞赛中落后，他们产生了不安和自我怀疑，并因此更加坚定了走经济增长之路的决心。朱丽叶·斯格尔在《过度劳累的美国人：休闲时间的意外减少》一书中提到，人们在 1987 年的工作时间比 1969年多了 163 小时。睡眠变得可有可无。沃尔玛创始人山姆·沃尔顿在自传里说，他日程满满的工作计划已经排到了周末："每周六早晨，我常常两三点就到办公室，盘点一周的数据。在周六的晨会上，我总是先发制人……在每个分店我都会这样做。"

金融业的兴起给了睡眠又一记重拳，这个产业对于睡眠的态度可以用1978年花旗银行选用的口号来表示：日夜不眠。2008年伴随着商业广告，"不睡觉"运动再度掀起高潮："机会从不会'睡着'，这个世界也从不会'睡着'……这就是我们夜以继日工作的原因。这就是为什么花旗日夜不眠。"要是他们睡足了，就不会向联邦政府要超过3 000亿美元的救助资金了（我们既然了解了做决定的重要性，也就不想听财务顾问炫耀他夜以继日地工作）。上述心态的代表性人物非电影《华尔街》里的戈登·盖柯莫属，他被虚构成穿着背带裤、无比贪婪的金融寡头和垃圾债券之王。他告诉我们，"金钱永不眠"。尽管在我们的公司文化里盖柯的形象普遍不被认可，但世界上像盖柯一样的现代公司主管依然遵循着令人心力交瘁的行为准则。

随着日本工薪族的兴起，工薪族对睡眠和成功的态度引人同情——这些办公室白领常牺牲工作以外的时间为公司做贡献，并且始终如一。他们总会在领导下班后下班，即使没有什么工作可做；他们还会招待客户到深夜，然后再坐车上班。对他们忠诚的回报被编织在家长式作风的公司关系中，工作了几十年后，他们会产生文化认同，并拿到丰厚的奖金。

但工薪族的职场文化显示出越来越不稳定的状态，因为全球化切断了雇员和企业之间的联系，职业压力和过劳成了国民流行病。虽然今天没有太多年轻的日本人会为了工作牺牲他们的生活，但是工薪族的理念仍然存在。YouTube著名视频博主斯图在一家金融服务公司工作，2015年他用影像记录了公司旺季时自己普通的一天（一周78小时工作，35小时睡眠），这个视频的点击量超过了100万次。

据琼·威廉姆斯的观点，过劳与成功相联系，并已成了一种文化象征。"过劳被视为社会地位的象征；'我忙晕了'其实是在说'我很重要'，"她告诉我，"以前，享受闲暇才是'成功'的标志……在美国这一代人中出现了神奇的转变，精英们工作时间很长，穷人每周的工作时间甚至不到40小时。"

在这种过劳文化里，女性所处的境况尤其不利。女性若想要去攀登职业阶梯或是打破天花板，睡眠是她们需要牺牲的第一件事。"在这些工作场合中，女性总是如履薄冰，"威廉姆斯说，"她们逐渐明白，成功的唯一方式就是成为'一个男人'，这里也包括了这样的意思，她们要通过比男人更加努力地工作来证明自己。"

尽管20世纪的睡眠科学发展得很快，我们对睡眠文化的态度却无法跟上理论的发展，在日常行动上更是如此。正如我前面所提到的，人们的理念正在发生变化。现在我们正站在十字路口。人们越来越多地认识到，睡眠可以帮助我们获得更好的行为和认知表现，能够让我们学得更快，巩固我们的记忆，更全面点儿说，睡眠让我们更健康。睡眠不足会削弱身体的机能。但这些不断加深的认知与我们的日常生活有冲突。现实状况是，我们每天24小时、每周7天都被绑在通信设备上，我们被与这个世界的各种联系牵扯着精力。身处这样的世界，片刻的沉默和寂静变得异常珍贵，为了睡觉而睡觉几乎成为某种形式的文化抗争，就像乔纳森·克拉里在他《24/7》一书中所描写的："睡眠象征着人类的需求，这段时间不可以被巨大的利益引擎开发和利用，这使得当代全球性难以调和的异常与危机持续存在。"

人们对睡眠危机做出的反应，在不断更新和加深我们对睡眠的认识。我们随处可见阐释睡眠好处的文章。这些文章不仅仅出现在健康类刊物上，也出现在体育、商务类的刊物上，如《华尔街日报》《金融时报》《经济学人》《福布斯》《商业内幕》《快公司》等。这些文章描绘睡眠不足的缺点，分享怎样能获得时间更长、质量更高的睡眠技巧，并且发布一些助眠的小器械和装备。从睡眠追踪器到智能床垫，再到平板电脑或智能手机上的 App，它们全部宣称可以帮助我们远离那些剥夺了我们睡眠的电子设备。自相矛盾的是，这些有潜力的设备与那些第一时间就能联络到我们的设备竟然是同一家公司研发出来的。

这就是为什么说我们正处在睡眠革命的中期。在那些关注科学研究近况的人中，睡眠不再作为浪费时间的事被轻视和诋毁。事实上，睡眠充足被发现与越来越多的表现相关——工作表现、经济表现、精神表现和运动表现。尽管睡眠充足的作用不止这些，但我们向正确的方向迈出了一大步。

好消息是，尽管让我们分心的事很多，时间压力很大，我们被闪亮的屏幕和震动的手机所包围——我们从醒来到睡着一直在线，但是，随着我们对睡眠科学了解得越来越多，我们可以创造一个睡眠的黄金时代。我们有能力去保卫睡眠的领地,尽情享受睡眠带给我们的益处,不仅因为它会让我们有更好的表现,帮助我们做出更明智的决定,也因为它迫使我们与世界脱离联系,并且接触到了更深层的自我。

第四章
发掘睡眠的意义

物理学说：

去睡吧

当然你已经很累了

你身体里的每个原子

从有丝分裂到此刻

一直穿着银色的舞鞋跳舞

不要再踏动你的脚步了

它们正在你的身体里跳舞

不要跳了

快去睡吧

地质学说：

一切都会好

美国的陆地正在一寸一寸被海洋吞噬

去睡吧

让黑暗冲刷你的身躯

给黑暗留一寸空间

你并不孤单

所有的陆地都曾经是一部分躯体

你并不孤单

去睡吧

天文学说：

太阳将会在明天升起

动物学说：

去数彩虹鱼和软绵绵的羚羊吧

心理学说：

在夜晚我们要做的第一件事就是睡一觉

生物学说：

全城的生物钟都停摆了

历史学说：

盖上你的毯子，一层又一层，沉沉地睡去

——艾伯特·戈尔德巴斯，《科学唱起了摇篮曲》

我们为什么要睡觉？

近些年来，睡眠科学发生了翻天覆地的改变，彻底转变了几个世纪来我们对睡眠一成不变的理解。每天科学界都有新发现，尽管研究的主题不同，但是它们都指向相同的结论：我们的大脑和躯体在睡眠时并不活跃，处于休眠状态，白天则处于开启状态——这与事情的真相相距不远。

睡眠仍然是个谜，但是科学家探索出了很多令人着迷的发现，以解释我们睡觉时到底发生了什么。结果是，如果你选择相信科学，就会让我们将以往错误的、会伤害自己的那些观点抛诸脑后。了解到睡觉时大脑内部发生了什么，你就很难相信自己的身体在休息时也如此忙碌。

很多人最想问的问题是：为什么我们要睡觉？在如此忙碌的生活中，我们为什么要花费 1/3 的时间去睡觉？它不能产生生产力，是在浪费时间。我们思考人类的基本需求和欲望时，总是想到食物和性。但实际上，正如芝加哥大学睡眠、新陈代谢和健康中心的副教授艾琳·汉隆说，睡眠实际上处于优先地位："睡眠的驱动力太强了，人们会放弃吃饭而选择睡觉。尽管你的意识想努力坚持一下，但你的大脑只想睡觉。"

有很多研究显示如果我们不睡觉的话会发生什么，这里有一个现实生活中的极端案例。1959 年，纽约的电台节目主持人彼得·特里普保持连续 201 个小时没有睡觉，在这场睡眠斗争马拉松期间，他仍每天在时报广场的玻璃小隔间里进行无线电广播。三天之后，特里普变得暴躁、满口脏话，又过了两天他开始陷入强烈的幻想，表现出妄想狂的症状。他体温在下降，并且尽管他看起来醒着，脑部扫描却显示他已经睡着了。在马拉松的最后一天，他认为医生就是想把他的尸体抬走。

我们大都经历过否认自己需要睡眠时，疲惫不断袭来的感觉，幸运的是我们还没有特里普那么严重。（感到疲惫不堪时，有什么比爬进被窝更让你感觉开心和正确的呢？）但是这种渴望睡觉的感觉从哪里来？关于我们为什么需要睡眠有很多假说，以下介绍几个主流理论。第一，休止理论。将睡眠作为自然选择的一种结果；我们的祖先可以安静地躲藏起来，不被捕食者注意到。但这一理论有个明显的问题，就是尽管休止状态可以构成有用的防御机制，但是休止状态下人无法感知到周围环境，这看起来并不是一种绝佳的防御捕食者的战略（也不是一种能让你基因延续下去的方式）。第二，能量保存理论。睡眠可以令你的身体处于比较缓慢的新陈代谢状态，降低我们每天的能量消耗。想象一下节省每月的开支可以让你长期财务状况更健康，这是一样的道理。第三，恢复理论。我们白天消耗的能量可以用睡眠来恢复。以上这些理论从很多方面来说是彼此联系的，尤其是后两个，正如哈佛大学的帕特里克·富勒告诉我们的，"睡觉是在为醒来做准备"。或者，像哈佛大学的艾伦·霍布森所说，"睡眠是一种大脑活动，它来源于大脑，同时作用于大脑"。

谁发明了睡，现在真该祝福他！睡像毛毯一样覆盖了人世的一切思虑。睡是解饿的粮，解渴的水，御冷的火，去暑的清风。睡是到处通用的货币，什么都买得到；睡是天平，不论牧童或国王、笨人或聪明人，睡着就彼此平等了。

——《堂·吉诃德》

我们永远也确定不了睡眠是怎么变化的，但是艾伦·赫特夏芬说，"如果睡眠没有扮演那么重要的角色，那就说明我们进化过程中出现了最严重的错误"。科学终于证明了它的重要性。睡眠过程涉及一系列复杂过程，它与我们的学习能力、大脑发育和更新、欲望、免疫系统和老化都有联系。所谓睡眠对我们的大脑、健康、创造力和人际关系有益，这些蜻蜓点水的研究并不能解释一切。

是什么促使我们睡觉，又是什么促使我们早上醒来？睡眠被两个互补的系统控制："睡与醒的平衡机制"是对身体内部信号的回应，"日周期节律"是对外部信号尤其是光线的回应。"睡与醒的平衡机制"名字很复杂，但是描绘了这一直观的过程：我们醒着的时间越长，就越困；我们睡的时间越长，就越容易醒来。科学家称其为"睡眠压力"，当你醒着的时候，睡眠压力不停地累积；当你睡去时，它便会得到释放。

我们的第二个系统，"日周期节律"的名字来源于拉丁语"circa"（大约）和"dies"（日），大约以一天为一个周期。在人体内，"日周期节律"受到下丘脑一小群脑细胞的支配。我们也可以把它想象成一座标准钟，按照大约 24 小时的时间表设定。我们的"日周期节律"在每天的不同时间起起落落，我们持续接收到的自然光准确地校准体内的"日周期节律"，它与清醒时积累的"睡眠压力"相互产生作用，控制白天的困倦和清醒的感觉。

从很多方面看，我们的睡眠节律是易变的，比如随着时间的变化，我们睡了多久或是什么时候睡觉都会发生改变。对于新生儿来说，他的睡眠得花好几个月才能变得有规律——每当进入生命的新阶段，新的睡眠节律会随之转变和调整。

尽管我们觉得这些很平常，睡眠的开启就像舞蹈动作一样被完美设计，其复杂程度甚至彰显了美丽的特质。"日周期节律"在傍晚时进入低谷，此时也是一天积累的睡眠压力达到峰值的时候。科学家有时把这段过渡时间称作"主要睡眠区"，或者称"睡眠之门"已经打开。以色列理工学院科技部主任佩雷兹·李维将这段时间定义为"从高度清醒向极度困倦的转变"。当睡眠之门打开时，我们睡着的话，那我们就正中睡眠的靶心，或者说我们达到了最佳的睡眠点。

讲述一个事实：全球有 60% 的人握着他们的手机睡觉。

在意识到睡眠的重要性之前，我们曾把它当成敌人，当作需要回避的事甚至完全无视。这段"主要睡眠区"就像睡眠重雷区一样唯恐避之不及。我有很多方法快速穿越这片区域：听令人兴奋的音乐，吃东西（即使我不饿），用冷水洗脸（但不要用牙签撬开眼皮！）大体上来说，每晚睡眠列车都会穿过我的生活，驶向睡眠之门。

睡眠的四个阶段

一旦我们最终穿过睡眠之门，就会进入睡眠的不同阶段。每个阶段的脑电波不同，反映不同程度的脑电活动。第一阶段是"轻度睡眠"，这是睡与醒之间的转换阶段。处于这个状态中，我们很容易醒来，并且我们的眼睛和肌肉还会动。第二阶段，我们的睡眠更深入了，伴随着眼动变慢和停止，我们的核心体温也在下降。在第三阶段，慢波深度睡眠开始了（也叫 δ 睡眠）。在这个阶段，大脑开始产生强振幅的 δ 波，意味着已经脱离了清醒状态下较高频度的 β 波。这是最深层的睡眠，这种状态下，眼动和肌肉动几乎停止，而且我们很难被叫醒。第三阶段会发生一些在睡眠状态下的奇事和怪事，比如梦游或说梦话。

记得当年我们还住在华盛顿时，伊莎贝拉只有 4 岁。我把她哄睡着后就和先生去吃饭了，把她留给和我们住在一起的姥姥照看。我们吃完饭回到家，发现女儿的床竟然是空的！我们疯狂地在整个房子里找孩子，最后在绝望中，我们回到了她的卧室，想看看她是不是在家具下面。结果，我们发现她正在客人睡觉的小长椅下面平静地睡着，这是她第一次"夜不归宿"。

有 17% 的儿童和 4% 的成年人都发生过梦游行为，其症状远比字面意思复杂。据美国国家睡眠基金会调查，梦游行为包括"只是在床上坐起来四处看，在卧室或者家中游荡，离开家甚至开车远行"。大家普遍认为我们不能叫醒梦游者，但是考虑到一个人在梦游状态中可能做出难以预测的事，我们最好温柔地叫醒他，把他带回床上。

此外，还有一半青少年和5%的成年人曾经说过梦话。这其中有遗传的因素，睡眠不足和压力也会增加说梦话的可能性。我们在睡梦中胡言乱语、长篇大论。尽管说梦话没有表现出健康隐患，但是你有可能说出心中最阴暗的秘密，就像麦克白夫人被发现那样：

> 侍女：这正是她往常的样子；凭着我的生命起誓，她现在睡得很熟。留心看着她；站近一些……
>
> 医生：你瞧，她的眼睛睁着呢。
>
> 侍女：嗯，可是她的视觉却关闭着。
>
> 麦克白夫人：可是这儿还有一点儿血迹。……去，该死的血迹！
>
> ……谁想得到这老头儿会有这么多血？
>
> ……这儿还是有一股血腥气；所有阿拉伯的香料都不能叫这只小手变得香一点儿。啊！啊！啊！事情已经干了就算了。

或者，引用近些时候浪漫主义作曲家的歌词："我听到了你的秘密／当你在睡梦中呓语。"

睡眠的第四阶段，也是最后一个阶段快速眼动睡眠，伴随着眼睛不停地转动。在我们睡着一个半小时后，快速眼动睡眠开始了，在快速眼动睡眠阶段，我们的呼吸变浅、变快；我们的血压和心跳变快——在之前的阶段很慢，我们的脑电波频率变得像清醒的时候一样快；我们的肌肉基本处于麻痹状态。在快速眼动睡眠的大部分时间里，我们都在做梦，如果我们在这时醒来，就更容易记住我们的梦。

快速眼动睡眠与做梦之间的联系将我们导向了 1953 年快速眼动睡眠的发现。威廉·迪蒙特医生于 1970 年在斯坦福大学创立了第一家睡眠失调诊所，当时他还是一个研究生，和纳撒尼尔·克雷特曼、尤金·塞林斯基在一起工作。他告诉我，他们的团队拥有第一台脑电波扫描仪，并且他们发现在检测患有睡眠问题的病人时，病人的脑电活动来源并不是大脑。"我们的工作非常枯燥，"他解释道，"就是坐在熟睡的某人床边，去观察机器显示特定的画面时，人们做出了什么举动。在某一时刻，我观察到脸和眼睛在颤动，我以为这是在眨眼。"但是扫描仪显示他还在睡着。因此，观察到脑电活动时，迪蒙特会拿着手电筒去照实验对象，看他们是否在动，结果他们确实在动。

克雷特曼假设眼动与做梦之间是有影响的。于是研究者在观察到被试者眼动后，会马上叫醒他。他们发现当眼动发生时，被试者可以回忆起更多的梦境；不是早上含糊不清的梦境，被试者可以回忆起好几个梦，甚至可以回忆起生动的细节。"我最喜欢的比喻，"迪蒙特告诉我，"就是在快速眼动睡眠被发现前，睡眠被看成是车库里熄了火的车——没有行动，没有能量。睡眠更像是你停车之后挂空挡，但是发动机还开着。"我爱极了这个比喻。我们或许可以换一个说法，睡眠就是一辆自动驾驶的车，能帮我们完成各种各样必须完成的差事。

眼动与做梦关系的后续研究进一步加深了我们的理解。眼动可能是我们做梦时"换镜头"导致的，就好像我们"转换到下一个梦境"。一整晚，我们都在睡眠的四个阶段里不断循环，通常一晚睡眠会发生5次循环，快速眼动睡眠时间会随着其他三个阶段时间变长而变长。第一次快速眼动睡眠可能只有10分钟，随后可能会持续一个小时。对于成年人来说，快速眼动睡眠占一天总时间的20%；而对于婴儿来说，快速眼动睡眠占到了50%。

我们刚刚开始发现，除了做梦以外，在快速眼动睡眠阶段我们的大脑里还发生着什么。加州大学伯克利分校的一项研究发现，快速眼动睡眠可以帮助人缓解情绪紧张。参与者要看一些精心设计的画面，以此诱发他们的情绪反应。12个小时之后，他们需要再看一次这些画面。脑部断层扫描显示，观看画面期间被允许睡觉的人，在第二次观看画面时的压力反应更小，大脑中的情绪管控中心——杏仁核活跃度低。大脑以更平静、更理性的状态过滤这些信息。"研究显示睡眠在情绪加工方面扮演着重要的角色，并且为治疗提供了新的门径。"研究的第一作者埃尔斯·范德赫尔姆说。

睡眠不足和压力之间的关系很大。睡眠不足将导致一个人在第二天的压力激素皮质醇处于较高的水平。受到睡眠缺乏影响的很多基因，都参与到了压力处理和免疫系统管理的过程中。英国萨里大学的研究者发现，睡眠不足实际上改变了超过七万个基因的基因表达，并有可能引发炎症。只要连续一周睡眠不足，就会发生这种转变。人类祖先的身体做好了随时遭受野兽攻击等来自外界伤害的准备，他们的身体通过诱发炎症因子，来达到自我保护的目的，这与我们不睡觉时身体发生的反应类似。睡眠不足"令身体对于外界伤害很警觉，但是并没有伤害发生，"该项目研究者马尔科姆·冯·尚茨说，"这就可以解释睡眠不足和心脏病、中风等健康问题之间的关系。"

为了你的大脑，多睡一会儿

近日，有一项重大的发现，那就是睡眠实际上就像清洁工一样整晚都在清洁白天在脑细胞中累积的毒蛋白。梅肯·聂德卡博士是美国罗切斯特大学转化神经医学中心的联合负责人，她对睡眠的清洁功能机制进行了研究。"它就像一个洗碗机，"她说，"我们不会把碟子上的油污吃掉，为什么我们要勉强度过精力不足、失去潜能的一天呢？"

聂德卡通过研究老鼠发现，类淋巴系统正如大脑的管道设备，在睡眠时发挥着重要作用，并且在维持大脑运转方面扮演着重要角色。老鼠睡着时，它们的脑细胞会缩小，为脊髓和脑液流入大脑创造更大的空间，并且把会导致阿尔茨海默病的毒素一扫而空。最初的研究显示，人脑中也会发生相同的事情，这意味着人类向预防和治疗痴呆迈出了一大步。这些毒素只有在我们睡着的时候才能排出体外，我们醒着的时候，大脑还在忙着发挥身体的其他功能。就像聂德卡所说的，大脑能够自由利用的能量有限，显然它只在两种不同的功能状态中选择一种——醒着感知，抑或是睡着后清理毒素。你可以想象你在组织一场家庭聚会。你可以和客人一起享受快乐时光，也可以打扫房屋，但是你不能同时做这两件事。

据牛津大学脑功能磁共振成像中心的克莱尔·塞克斯顿说，长期的睡眠不足会引起脑容量的下降。"我们发现，"她告诉我，"过去三到五年，睡眠质量差与脑容量降低比率的增高有关。"问题是睡眠质量不佳与大脑结构变化哪个是因、哪个是果，还是说它们彼此影响？"

> 不要浪费一点儿可以用来睡觉的时间。
>
> ——弗兰克·奈特，芝加哥经济学派的联合创立者

有一件事已经很清楚了：睡眠几乎和脑健康的所有方面都有密切的关联。长时间缺乏睡眠会造成脑细胞不可逆的损伤。这也向我们展露了事情的真相，就是睡眠债还不清。宾夕法尼亚州立大学大学和北京大学做的一项联合研究发现，睡眠缺乏的小鼠丢失了25%的LC神经元，这些神经元关系着大脑灵敏度、认知功能和注意力的持续时间。"通常情况下，我们认为在短期或是长期睡眠缺失之后，认知可以完全恢复，"这项研究的研究者西格丽德·维齐说，"但是很多有关人体的研究显示，在睡足三天之后，注意力的持续时间和认知的一些方面都不能恢复正常。"但是不久前，她补充说："没人觉得睡眠不足会对大脑造成不可逆的损伤。"

2014年，杜克-新加坡国立大学医学院的一项研究发现，我们睡得越少，衰老得就越快，我们大脑的年龄就越大。在阿尔茨海默病患者中，当大脑缩小时，充满脑脊液的脑室就会扩张，并且大脑上的沟回和褶皱会更加明显，制造出更多的回路。研究者发现年长

者睡眠不足会造成脑室扩展速度变快，认知能力下降。睡眠不足是大脑变老的始作俑者，它与阿尔茨海默病对人的侵害息息相关。

瑞典乌普萨拉大学的两项研究更强化了研究前景。一个研究显示，声称自己有睡眠问题的男性，其患阿尔茨海默病的可能性是一般男性的 1.5 倍。另一个研究显示，一晚的睡眠不足就会导致大脑中两种不常见分子的增加（NES 和 S-100B），这就是脑损伤的标志。（如果你现在想睡的话，马上放下这本书！）

事实是：在美国，每年因为睡眠不足而损失的效益相当于 630 亿美元。

睡眠和我们日常的大脑健康有着复杂的关系。来自加拿大和法国的研究者发现长期早睡觉可以降低大脑疾病发生的可能性。这背后的机制牵涉到短日节律——我们体内 24 小时的昼夜规律，短日节律会控制我们的体温、激素分泌和食欲。这些规律被多巴胺控制——多巴胺是一种神经传递介质，与大脑内部的奖励和快乐相联系。睡眠障碍会干扰我们的多巴胺分泌水平，导致躁郁症和精神分裂症。

睡眠也会影响人的寿命。正如下面所写的，纽约布鲁克林的苏珊娜·马斯哈特·琼斯是世界上最长寿的老人，活到了 116 岁。当被《每日新闻》问及长寿的秘诀时，她回答说"睡觉"，然后，她就开始讲述她的午睡习惯。

好记忆来自好睡眠

科学家也在积极着手解决睡眠和记忆力之间的关系。加州大学伯克利分校的一项研究发现，睡眠质量差和记忆力差之间互相影响，原因是 β-淀粉样蛋白被认为是引起阿尔茨海默病的原因。"大脑中特定部位的 β-淀粉样蛋白越多，你的深度睡眠时间就越短，因此，你的记忆力就越差，"神经学家马修·沃克说，"此外，深度睡眠时间越短，清除有害蛋白质的效果就越差。这是个恶性循环。"

睡眠不足不仅会损害你的记忆力，还会让我们记得一些从没发生过的事情。加州大学尔湾分校的一项研究发现，睡眠缺乏的确会制造出错误记忆。那些在实验中睡 5 个小时甚至更少的参与者，更容易称他们记得没有看过的新闻；同时，他们也更容易把研究者提供给他们的错误信息添加到他们自己的故事里。"我们已经知道缺乏睡眠会给你的健康和认知功能带来严重的损害，"首席研究员史蒂文·弗兰达说，"现在看起来另外一个后果是他会让我们的记忆更容易受到操控和影响。"

2015 年，华盛顿州立大学的研究者指出了睡眠不足会导致我们的认知受到何种程度的损伤。在为期两天的研究中，参与者被分成了两组：一组像平常一样睡觉，另一组在 62 个小时里一直不睡。然后他们会被要求看一组特定的数字，他们要在看到干扰数字的情况下按下这些数字按钮。一旦这种模式被全组人习得，指令就会发生变化。在缺乏睡眠的一组中，没有一个人能够准确地完成任务，哪怕他们尝试了 40 次。"睡眠不足的人不仅仅恢复状态很慢，"研究者保罗·惠特尼说，"他们接收信息的能力和适应能力也完全被破坏了。"

事实是：连续24小时不睡相当于血液中酒精浓度达到0.1%，也就是法定酒驾的标准。

加州大学伯克利分校的马修·沃克和哈佛大学睡眠医学部的罗伯特·史提葛医生研究了睡眠在我们学习动作技能和巩固记忆方面发挥了怎样的作用。实验的被试者被教会一系列手指敲击的顺序。睡了一晚后，他们所有人敲击的速度都提高了17%~20%。在最具有挑战性的任务中，他们的速度提高了28.9%，这说明应对困难越大的任务，越需要我们储备好足够的睡眠。

正如史提葛在其TED演讲中说的，"睡眠、记忆和梦是不能分割的整体"，它们可以帮助我们认识周围的世界，睡眠也可以帮助我们认识自我。他讲述了一个鞋匠的故事，这个鞋匠裁好了一双鞋的皮革后就去睡觉了。但令鞋匠感到惊讶的是，醒来时，他发现这双鞋已经制作完成了，而且没发现别人到访过。"这并非是个童话故事，"史提葛解释道，"这发生在我们每个人身上，发生在每天晚上。我们的睡眠宛若一个夜精灵，将所有的碎片都缝补到一起，第二天早上醒来我们会发现它留给我们的东西比一双鞋子更好。"它究竟留给我们什么了？他说，睡眠让我们更加理解我们的生活："我们在谈论生活中那些事情的意义时，真正谈论的是这件事情如何与其他所有事情完美地融合在了一起。"

研究大脑在睡眠时的复杂工作不仅让科学家忙得团团转，也鼓励着像丹米斯·哈撒比斯一样的创新者不断更新他们的观念。2014年丹米斯·哈撒比斯的人工智能公司被谷歌收购，这家公司的使命就是运用神经系统科学中的人工智能和洞察力帮助我们解决世界上的重要问题。

他们在人工智能领域取得了很大的进步，哈撒比斯和他的团队也受到了人工智能专家斯图尔特·罗素重要观点的影响："长期来看，一架机器在睡眠和做梦时要比人在清醒状态下习得的知识更多，表现得更加出色。机器在睡觉，就意味着它关闭了连接到认知和行为的开关；而它在做梦，就意味着它在回顾学习经验，以便最大化地获得学习信号。"正如哈撒比斯告诉我的，"这是个矛盾。我们认为睡眠是在浪费时间，但实际上睡觉是学习和记忆利用时间的最佳方式"。又一次，我们看到了最前沿的领域、最聪明的头脑都在不断利用睡眠的力量。

> 我们都经历过这样的事，令我们困惑的难题，在睡眠的看顾之后，第二天一早就烟消云散。
>
> ——约翰·斯坦贝克，《甜蜜星期四》

科学不断向我们证明，人在遇到问题时应该先睡上一觉。英国埃克塞特大学的一项研究发现："睡眠能将我们回忆起已经忘记的事情的可能性提高两倍。入睡后，记忆力的获取能力大大提高，这也许会让我们在夜晚的记忆变得清晰。这就为以下概念提供了支撑：我们的大脑会积极地回忆那些被标记为重要的信息。"孩子们，快记下来：下次当你临时抱佛脚准备考试时，记得先睡上一觉。

牛津大学精神系统科学家拉塞尔·福斯特和哈佛大学史蒂文·洛克利通过追溯人类起源时期的睡眠情况，进一步强调了睡觉和巩固记忆力之间的关系。早期的生命形式在睡觉时，会通过学习来提高生存概率。他们的大脑有足够的能量去学习，但是无法从外界记住那么多的"干扰"，而睡觉是有效巩固新经验的最佳时刻。"这一理念的有力支撑就是睡眠会处理短期记忆（将其中一些转化为长期记忆），并且能强化长期记忆。"睡眠不仅能够储存记忆，它还可以将记忆转化为一种富有创造力的活动。巴西科学家的一项研究发现，在快速眼动睡眠期间，神经系统不仅能增强神经元之间的联系，还能对它们进行重组。

睡眠缺乏会致癌

睡眠对我们的身体和对我们的大脑一样重要。举例来说，我们可能不知道怎样治愈一场普通的感冒，但我们知道怎样更有可能得一次感冒。卡内基·梅隆大学的研究者连续观察了14天实验参与者的睡眠状况。参与者使用含有病毒的滴鼻剂（这种病毒会引起普通感冒）。与那些平均每晚睡8个小时或更多的人相比，那些平均睡眠时间不足7个小时的人患感冒的可能性高出3倍多。睡眠效率，也就是参与者每晚真正睡着的时间占比，是更敏锐的感冒预警器。

与那些真正睡着时间占98%的人相比，真正睡着时间占95%的人感冒的可能性是前者的5.5倍。

所以，你最好在得上感冒之前就做预防。如果你真得了感冒，睡眠则是痊愈的必要条件。就像意大利谚语所说的，"床是最好的良药"。而且，马克斯·普朗克精神病学研究所的阿克塞尔·斯泰格尔博士说，自然的力量会作用在我们身上："受到病毒的感染，病人就会变得困倦……而睡眠能帮助他们痊愈。"当然，只有在我们乖乖去睡觉的情况下才会有这样的效果。事实上，困倦就是生病的症状之一，这时我们的身体会本能地感受到睡眠的力量。

睡眠也会强化其他治疗的效果。2012年匹兹堡大学的一项研究表明，延长睡眠时间可以极大地提高刚刚接种过乙肝疫苗的人的抗体水平，但是如果平均睡眠时间在6小时以下，疫苗就可能失效。

睡眠缺乏也会加快癌症的发展速度。芝加哥大学和路易斯维尔大学的研究者发现，被注射了癌细胞的小鼠，患睡眠障碍或睡眠状况不佳，可能会长出严重的恶性肿瘤，造成癌细胞迅速扩散，并且会削弱免疫系统根除早期癌症的能力。"睡眠影响的并非肿瘤，而是免疫系统，"芝加哥大学科默儿童医院的主任，同时也是该研究的负责人戴维·格扎尔博士说，"支离破碎的睡眠改变了免疫系统和癌症斗争的过程，它令疾病来势凶猛。"

2015年，西雅图弗雷德·哈钦森癌症研究中心发现，患乳腺癌之前的睡眠模式与疾病致死可能性之间存在联系。那些确诊前每晚睡5个小时甚至更少的女性，和那些睡七八个小时以上的女性相比，致死率提高了 1.5 倍。同样，睡眠不足时，我们忍耐疼痛的能力会降低，以往可以忍耐的疼痛现在会令我们感觉更加强烈。

事实是：每一秒钟，都有一个美国人在开车时睡着。

睡眠是生理必需的另一标志，它也和我们的身体能力息息相关，睡眠塑造着我们。睡眠不足可能会引起男性或女性不孕，昼夜节律被扰乱会影响人体激素的分泌与精子数。2013 年丹麦的一项研究发现，那些睡眠不足 6 小时的男性或者是患有高度睡眠障碍的人，精子数会减少 25%。勃起功能障碍也和睡眠不足有关。伊利诺伊州埃文斯顿北海岸睡眠机构的创始人丽莎·雪芙丝认为，"睾丸素在夜晚分泌。研究显示睡眠不足会降低男性的睾丸素分泌，而且快速眼动睡眠对分泌和释放睾丸素至关重要"。

如果女性处于孕期，睡眠对她们来讲就更加重要。我们总在说"为了两个人而吃"，但是怀孕的妈妈们也要记得"为了两个人而睡"。我们总是想方设法让女性的分娩经历更轻松一些，实际上睡眠能起到这个效果。加州大学旧金山分校的研究者发现，那些在怀孕期间每天睡眠时间不足 6 小时的女性，其分娩时间更长，而且更容易被实施剖宫产。

此外，我们的食欲和新陈代谢也受到睡眠极大的影响。哈佛大学医学院的一项研究发现，健康的成年人如果每晚睡五六个小时，持续三周，其静息代谢率就会下降，餐后血糖值会提高，肥胖和患糖尿病的风险会增大。

事实上，糖尿病和睡眠缺乏之间有着错综复杂的联系。胰岛素是吸收血糖过程中必不可少的一种激素，它可以将血糖转化为能量或储存起来。而睡眠不足会增加胰岛素抵抗的风险，进而有可能发展为糖尿病。可见，抗胰岛素性就是糖尿病的先遣队。在糖尿病治疗中睡眠和节制饮食一样重要。

研究发现，睡眠和超重之间有必然联系，只要睡眠不佳，就会导致我们在第二天想吃更多的食物。宾夕法尼亚州立大学的一项实验中，一组被试整整一晚没有睡觉，但是另一组被试被允许睡觉。结果，那些熬夜的被试晚上吃了接近 1 000 卡路里的食物。尽管在第二天，熬夜与不熬夜的两组人消耗的卡路里相当，但是睡眠缺乏的被试摄入了更多脂肪。原因是什么呢？研究者饶恒毅说，一晚上不睡觉足以改变大脑的"凸显网络"，这是帮助你做决定的区域——在这里，它会告诉你是否应该吃东西。

啊，灵魂，这是你的时光。沉默中，你自由飞翔。

远离书籍，远离艺术，白日将尽，功课已经完成。

——沃尔特·惠特曼

自我控制需要大脑的能量，但每个人的能量储备都是有限的。疲惫时，我们的能量储备很低，自我控制力经受着考验。2015 年，克莱姆森大学的一项研究发现，缺乏睡眠让我们处于一个更危险的境地，"我们会被任性的冲动所左右，注意力集中度差，容易妥协"。甚至，一项针对吸烟者的调查发现，睡眠缺乏的人戒烟更困难。

睡眠惯性

　　为睡眠不好而烦躁不安，有可能是因为我们思虑过度。芝加哥大学、密苏里大学和斯坦福大学的学者发现，我们认为自己晚上睡得如何和实际上睡得如何并不一样。实验的参与者会戴上腕带器，记录他们的睡眠。第二天早晨，他们会被问及前一晚睡得怎么样。30%的人说醒来之后他们觉得自己没睡着或是没睡好。但是记录显示，他们仅仅比剩余三分之二认为自己大部分时间都在睡觉的人少睡4分钟。"在夜里醒来时，如果你感觉很焦虑，就会觉得时间漫长。"研究者黛安·劳德代尔说。

　　有时，尽管整整一晚我们都在睡觉，但是仍觉得疲惫不堪。凯斯西储大学的迈克尔·德克尔和伊丽莎白·达马托称之为睡眠惯性。他们认为，我们经常在轻度睡眠或者是快速眼动睡眠时醒来，这时我们的大脑还处于活跃状态，可以缓解从睡眠到有意识阶段的过渡。但是，如果我们在慢波睡眠时醒来，就好像"进入战战兢兢、如履薄冰的状态中，仿佛要跳过一道峡谷"。原因是在非快速眼动的慢波睡眠阶段，"我们的大脑处于新陈代谢放缓状态。我们的大脑皮质，也就是大脑中掌管感知环境并做出反应的部分，掌管着最本质的'我们'。而在这段时间里，它与大脑其他部分的活动处于疏离状态。通常情况下，慢波睡眠发生在夜晚的前半段，但是如果我们的睡眠次序被时差感、喝醉或婴儿的啼哭声打乱的话，我们的慢波睡眠可能持续到第二天早晨，直到闹钟响起来"。

打哈欠的信号

打哈欠会传染，它是一种不能被强迫的行为，读到关于打哈欠的文字也会让你打哈欠。很久以前我们就会打哈欠了。美国马里兰大学巴尔的摩分校的神经学家罗伯特·布诺温和另外一位专家做的关于打哈欠的一项研究发现，我们在出生之前就已经学会这项技能了。

我们认为打哈欠就是困倦的标志，但它也是我们的身体和大脑醒来、变得警觉或者回到当下的信号，就像一次温和的航向修正。是的，我们在困倦时会打哈欠，但是参与某个事件时，我们也会打哈欠。"奥林匹克运动员有时会在比赛前打哈欠，音乐会的小提琴手可能会在协奏会之前打哈欠。"布诺温说。

布诺温扩展其理论后，融入了"打哈欠衔接大脑的状态转换"的观点："从清醒到睡着，从睡着到清醒，从警觉到无聊，我们会打哈欠。它是攻击、爱与性、从一种状态转换到另一种状态的出入口。"因为打哈欠的可传染性，新研究显示它可能是共情的一种原始体现。下次你在开会时被逮到打哈欠，一定要将这个理论告诉你的老板。

与众不同的短睡者

社会上有一些人（尤其是那些有干劲的男性）总是认为他们不需要睡那么多，甚至还以此吹嘘。他们经常会说："的确，别人需要睡足觉才能正常工作，保证清醒和健康。但是我不一样。"然而，事实是，只有 1% 的人能真正称得上是"短睡者"，即那些靠很少的睡眠就能生活，还不会产生任何不良反应的人。尽管很多人都相信自己可以被训练成那 1% 的短睡者，但其实短睡者是基因突变的结果。如果你想要在晚宴上谈论这些晦涩难懂的基因突变问题，可以用加州大学旧金山分校的相关研究，"一个 DNA 的序列变化引起了 DEC2 基因编码上第 385 号氨基酸的突变，由脯氨酸变成了精氨酸"。我们中绝大多数人都没有基因学基础，让我用简单的话解释一下：你要么有这个基因，要么没有这个基因，但你绝不会随着时间的推移而拥有它，或者因为你对工作的专注而神奇地获得这个基因。提尔·伦内伯格认为，"我认为我们一旦真正领悟到为什么要睡觉，就不会选择缩短它"。

如此多的科学研究都证明了睡眠的重要性，但很多人仍固执己见，认为他们自己是个例外。他们会捕风捉影，用一些信息来证明自己晚上只睡两三个小时也无妨（就像前几年的我一样）。

2015 年，《当代生物学》杂志对加州大学洛杉矶分校的杰罗姆·西格尔领衔做的研究进行了报道。这项研究聚焦南美洲和非洲的三个狩猎采集部落，这些部落的人每晚只睡 5.7~7.1 个小时。很多媒体甚至很多科学团体都抱住这一研究不放，导致很多夸张的新闻头条都在暗示睡眠一点儿也不重要。

诚然，我们更容易去相信一个重申当下流行趋势的研究，而非一个改变流行趋势的研究。西格尔也提出了和我一样的观点："很多媒体强化那些能接受少量睡眠的人群，这样就会制造出一个更富吸引力的故事。"现实更具挑战：随着我们对于科学睡眠的认知不断加深，我们需要警惕那些美好的幻想以及华而不实的报道，它们是伪科学。

仔细搜集所有与睡眠有关的研究，如果能有一个结论，那就是戴维·格扎尔博士所说的："无论一个人的年龄、文化和专业背景是什么，我们都需要深刻认识到，睡眠就像其他健康行为一样，不是一件可以交换的商品，而是维持生命的生理机能。"掌握了这一基本信念，我们才能过上自己想要的生活。

第五章
睡眠障碍

睡眠障碍大都是人为造成的，从我们不重视睡眠那一刻起，就会出现一系列睡眠障碍的表征。其中有些问题是药物引起的，对此我们尚无解决之道。

睡眠呼吸暂停

超过 2 500 万美国成年人有睡眠—呼吸暂停综合征。这种呼吸暂停或者呼吸中断，短则几秒钟，长则几分钟，一晚上甚至会出现上百次，它令人无法进入深度睡眠状态。最常见的一种睡眠呼吸暂停是阻塞性睡眠呼吸暂停，我们喉咙后部的柔软部位会短暂地堵住呼吸道，这经常是由人们长期打鼾造成的。第二种睡眠呼吸暂停，被称作中枢性睡眠—呼吸暂停综合征，是因为大脑没能恰当地指挥肌肉控制呼吸。尽管你可能不记得曾经在夜里醒来，但是你觉得很累，在白天很难集中精力，并且很容易因睡眠缺乏引起或加重一系列其他疾病。

在过去的十年中，睡眠呼吸暂停的研究成为关于睡眠最重要的科学发现的一部分。密歇根州韦恩州立大学睡眠医学专业主任 M.萨夫兰·巴德尔的研究显示，患有严重的睡眠呼吸暂停的患者，其认知功能和空间记忆可能会受损，会发生类似于不记得把钥匙放在哪里或者是忘记了前往最喜欢餐厅的路线等事。

睡眠呼吸暂停与抑郁、心脏问题有关，包括心脏病发作或是心力衰竭。加州大学洛杉矶分校 2015 年的一项研究指出，阻塞性睡眠呼吸暂停会削弱血脑屏障，而血脑屏障是阻止传染病、细菌和有害化学物质进入大脑的一项重要防护机制。癫痫、脑膜炎、多发性硬化、阿尔茨海默病以及其他的病症都与血脑屏障被破坏有关。

受到睡眠呼吸暂停困扰的不只是成年人。芝加哥大学的学者研究了阻塞性睡眠呼吸暂停和哮喘之间的关系，发现哮喘折磨着美国 9% 的儿童和全球 14% 的儿童。研究发现，在患哮喘的孩子中，那些曾为了治疗睡眠呼吸暂停而切除扁桃体和淋巴组织的孩子，其住院接受哮喘治疗的比例减少了三分之一。

可见，睡眠呼吸暂停与其他一系列疾病有重要的关联，如果你觉得自己也有睡眠呼吸暂停问题，那么最好去医院检查一下。当下治疗睡眠呼吸暂停的主要方法是持续气道正压通气。患者会戴一个面具，面具连着一个设备，它会提供压力以保持气道的畅通。

失眠症

我失眠了；没有灯光；

四处漆黑，令人厌烦的梦境。

座钟发出单调的滴答声，

老妇人们唠叨着命运，

沉睡深夜的战栗，

像老鼠一样为生活奔忙……

你为何令我烦扰？

你这无聊的细语有什么含义？

是对我虚度时光的

责备还是抱怨？……

——亚历山大·普希金，《写于失眠之夜的诗》

我们发现自己陷于失眠的可怕旋涡中：我们越想睡，就越睡不着。于是我们无奈地躺着，睁着眼睛，想着可怕的明天。因为……我们还没睡着，而明天即将到来。三分之一的成年人经历过失眠。按照诊断标准大概10%的成年人患有长期的失眠症。

音乐和时尚编辑苏菲·埃格尔顿在《赫芬顿邮报》英国版上分享了自己十年以来断断续续和失眠症做斗争的经历，"失眠症让她变得蓬头垢面，像《垃圾大王》里的主角一样，不修边幅、头发凌乱"。她开始描绘自己普通的一天："今天我走在半路上，有位路人好心提醒我，我的针织套衫穿反了。尴尬的是，这个廉价品牌的俗艳商标异常明显，虽然这些事对我们不会造成太大的影响，但是从这些小事中却可以看出失眠症对我们日常生活的影响，它让我坐立不安。我甚至曾经在微波炉按键上按出了借记卡密码。"

很多人都有过类似的经历，哪怕我们没有穿反过衣服。不管是从医学治疗角度还是从健康状况角度来看，失眠症都应该被严肃对待。最常见的失眠症是心理性失眠，因为着急、焦虑、压力难以入睡，导致大脑无法平静下来。哈佛大学医学院的帕特里克·富勒告诉我，失眠症很难被治愈："自己服药，或是医生出于善意但没弄清病情就开药，都存在着隐患。"患有原发性失眠的人群，也就是失眠与其他可识别的病症没有明显关系的，占失眠症患者的15%。这种诊断之所以很复杂，是因为失眠通常是一个症状，而不是病因，它通常是由身体其他方面的不适引起的，比如，失眠是焦虑症的一个明显症状。

现在，研究者转而寻求新的信息来源来辨识失眠症，那就是通过推特。比如搜索标签"无法入睡"或"无眠之队"，波士顿儿童医院和默克公司通过观察推特上的睡眠问题，绘制了一幅"失眠地图"，这些失眠现象表现在刷推特但是不发布内容，或者是发布与以往不同的负面情感信息。

很多人在脸书的"《赫芬顿邮报》健康话题"标签下分享了有关失眠的故事，富勒教授会分析这些状况是否属于失眠，是否应该去医院治疗。

　　所有事涌上心头！工作、账单、与家人和朋友的交流。我的健康状况，丈夫的健康状况。我的车，未来，以及周末。

——夏琳娜·斯腾塞斯

　　那些过去我没能力改变的事，当下我对生活的担忧，掺杂着未来的可能性（我思考过度，从明天做什么饭，到未来我会变成什么样的人，再到我爱的人会不会生病，等等），我的脑袋里就好像在举行一场赛马比赛，马儿都在流沙地上奔跑着。

——珊妮·康罗伊

　　"我的天哪，还有几个小时我就要起床了。好不容易这天结束了，为什么我会失眠？啊，明天马上就要来啦。"

——阿曼达·吉尔福德

　　在艾米·波勒 2014 年出版的回忆录《是的，谢谢》中，她用了整整一个章节书写她前半生与睡眠做斗争的经历："一夜好眠就像是我的'白鲸'，就像《白鲸》一书中亚哈船长一直在追逐白鲸一样，我也在自己的人生中做着自己的戏剧女皇。我喜欢去谈论我睡得多么少……就好像在说我多么努力工作一样。其实我的晚上很难熬。"波勒一直在追逐"睡眠"，脑海中游荡的思绪不足以令她保持清醒，她也担心自己睡着之后会梦游、说梦话或者打鼾。"在朋友家过夜时，我经常是那个唯一一个睡不着的人。所有人都睡着了，只有我还怔怔地望着天花板。"她写道。有时候她会一整夜都睁着眼："不止一次，我看见东方已白，太阳照在陌生的郊区车道上。我会起得很晚，朋友的妈妈会很不情愿地给我烤一批新的薄饼。"多年之后，在《周六夜现场》的节目中，她说自己每天凌晨3点才会倒在床上，睡到日照三竿才起床。"我总是觉得很累"，她抱怨说，"现在我读了很多关于睡眠重要性的书，我知道自己极度需要睡眠。"让我们期待在下一本自传里，能读到她如何找到睡眠。

我们将失眠症理解为"夜里睡不着"，但实际上失眠常常与白天的过度兴奋状态有关。"过度兴奋的失眠症患者经常抱怨他们的虚弱和疲惫……但他们的问题是无法让自己放松下来。"宾州州立大学的精神病学家亚历山大·瓦刚查斯说。然而，格雷格·雅各布斯博士在学习了冥想练习，观察冥想者如何控制脑电波之后，采取了认知行为疗法。接受治疗之后，超过75%的失眠症患者改善了睡眠，90%的人开始减少服用安眠药的药量。"在经历几周的睡眠困难后，人们开始对失眠产生焦虑，"雅各布斯告诉我，"人们开始期待醒着，或者对睡觉产生了恐惧。随后，他们会将床与失眠、焦虑联系起来，床很快成为'失眠'的代名词。"认知行为疗法可以帮助患者识别有害习惯，改善睡前状态，改变二者的联系，而这些是安眠药无法做到的，雅各布斯解释道。

一项针对55岁及以上成年人的实验评估了认知行为疗法与服用替马西泮胶囊中的有效成分替马西泮的效果。接受认知行为疗法的患者，入睡前的清醒时间缩短了55%，而那些服用药物的患者缩短了 46.5%。那些接受认知行为疗法的患者，效用能延续三个月、十二个月甚至二十四个月，只使用药物的患者却做不到。另外两组实验分别测试了认知行为疗法和安必恩、唑吡坦之间的区别，同时使用两种疗法更有效，而且患者也更愿意接受这种治疗方法。

其他睡眠障碍

其他睡眠障碍包括不安腿综合征，它会引起患者腿部的不适感，想去踢腿或者拉伸腿部来放松；睡眠瘫痪症，患者称在即将醒来时有无力感，感到自己被一股看不到的力量困住；还有爆炸头综合征——听到隆隆声，震耳欲聋，就像是爆炸声或者是枪响，有时还伴随着闪光。尽管患有这些睡眠障碍的人群想要寻求药物帮助，但是我们可以看到，管理睡眠问题的关键在于改善睡眠习惯和缓解精神压力。

第六章
梦的解析

　　梦在我们的生活中占有非常重要的位置。我二十多岁的时候对卡尔·荣格的研究产生了浓厚兴趣，并开始记录每天的梦。大多数时候，我的梦一片混乱，有时是日常生活的超现实版本，也会有现实的片段一闪而过。我做过一个非常清晰的梦，我一直记得它，并且随着时间的推移，它变得越发清晰、重要。在这个梦中，我乘坐一列火车去上帝的家中。那是一段很漫长的旅行，我生活中所有事都成了路上的风景——它们绚丽迷人，我想驻足欣赏，甚至想抓住它们。旅行的另一部分，我穿过一片荒废的村庄。火车隆隆向前开着。当我想要紧紧抓住沿途看到的风景时，无论它们美妙还是丑陋，痛苦都会袭来。那些过往的风景不仅仅是对我们有益的事，还包含着不可告人的秘密、隐藏的祝福和零星智慧的光芒。这些年，我一次又一次做这个梦，我开始感悟到它给我的生活上了重要的一课——把生活过得一切如你安排。

通过我们的梦，睡眠打开了一条通往其他维度、其他际遇、不同自我和内心自我审视之路，超越了醒着时候的意识。1918 年获得诺贝尔物理学奖的马克斯·普朗克认为，物质是意识的衍生物，意识才是根基。意识中包含着梦。这些永恒的梦境，遵循着完全不同的叙事规则，我们穿越梦的世界，所有的一切为我们通往直觉感知与内在智慧提供了路径。

我们生活在一个不断追寻时间踪迹的世界，我们崇尚信息至上（而非智慧至上），从早上起来那一刻到入睡的一刻，我们把时间都用在了工作与身边的电子设备上。这就是从现实的角度来看，梦很重要的原因。科技可以让我们在一瞬间穿越时间和空间，但是梦可以让我们走向更深层的自我。

> 梦是内心深处的一扇小门，它可以帮助我们通往灵魂的隐秘深处。
>
> ——卡尔·朱恩，《心理学对现代人的意义》

尽管传统文化尊崇睡眠，并且有些文化现在仍是如此，但现代人倾向于抛弃这些传统。罗杰·艾克奇写道：

我们对夜晚那些神奇幻想的理解力逐渐减弱，但同时，我们又能更好地理解梦的深层动机和情感。如果不是弗洛伊德帮助我们找到通往"无意识"的坦途，一代又一代人将在错综复杂的羊肠小道上徘徊。这是个巨大的讽刺，在黑夜白天交替之际，现代科技能够探索脑海深处的心灵圣地，同时也堵住了通往人类灵魂最古老的路径。

幸运的是，现代科技的发展，加上人类对真理探寻的渴望，能帮助我们重新认识梦的重要性。

弗洛伊德、荣格和梦的哲学

当下人们对梦的理解被弗洛伊德的理论所主宰。因为他的研究，梦从原先通往神圣知识的唯一路径，变成了通往自我认知的路。梦仍然是一段旅程，只不过这段旅程少了一些神圣，多了一些人性的色彩。

在1900年出版的《梦的解析》中，弗洛伊德提出梦是被压抑的期待、恐惧和希望的象征性体现，它们过于痛苦，经过"精神审查"后被转化为潜意识。"梦是充满意义的精神行为，"他写道，"它的原动力经常是希望实现的愿望。实际上，我们认不出那是愿望，而且梦的形成受到精神审查的影响，所以它们通常表现得古怪而荒谬。"理解梦和倾听梦一样重要，它需要一套特定的解码过程。心理动力的释梦理论是关于愿望的满足和替代的，因此梦中出现的人或事代表的是其他事。耶鲁大学心理学教授约翰·巴奇这样告诉我，"从某种角度上说，这是一种防御机制，能让你远离那些令你感到不安的事"。

不管我们是否理解这些梦境，我们的梦总是在表达清醒时发生的事，因为潜意识与意识之间一直在发生相互作用，并且它们之间联系紧密。弗洛伊德说，"这些潜在的愿望常常很活跃，并且它们随时都在寻找时机，伺机发现意识中能帮助它们表达的动力"。

潜意识中特定的几种愿望更容易被压抑。巴奇教授认为，"弗洛伊德认为这些愿望主要是有关于性的。这些愿望在梦中的替代物是明确而具体的性内容，或者是充满禁忌的另一半，比如母亲或父亲"。我们通过梦来表现潜意识，而在现实世界中，当我们意外说出自己的潜意识或感觉时，我们称之为"弗洛伊德口误"，这是潜意识在现实世界中的表现。

对于弗洛伊德来说，梦是潜意识进行过程中的末端产品，"它就像烟花一样，需要经过几个小时的准备，最后只在一瞬间绽放"。借助梦将潜意识的秘密与我们的意识相结合，通过这种方式让我们面对恐惧和希望，并且理解它们。如果我们可以破译梦，梦就会展现出其珍贵的价值，并成为一门独特的学问。

根据弗洛伊德的理论，梦的意义经常难以描述和捕捉，哪怕是通过长时间的分析。我们需要找到梦中最重要的细节。要找到真正的细节，解梦者需要倾听对方复述梦中的细微线索："如果第一次复述难以理解，我就会要求做梦者再重复一遍。通常情况下，他会换一种表达方式。而他的表述中修改的地方就告诉我，这正是此梦想要掩饰的弱点……我们的分析也许可以从这里开始。"

当然,我们总是会忘掉梦的一部分内容。对于弗洛伊德来说,忘记也是压抑的体现,而被忘记的那部分恰恰是关键所在。"被遗忘的梦,"他写道,"直到我们发现精神审查的力量所在时,我们才会找到解梦的方法……因精神审查而忘掉的那部分梦境常常是最关键的部分,它也是解梦的最短途径,正因为如此,它才最容易遭受到精神审查的攻击。"记忆,尤其是那些不堪回首的伤痛记忆,更容易被忘记。但它们仍旧停留在我们的潜意识中,回荡和投射在梦中,因此通过对梦的分析,我们可以让这些记忆复苏。

英国前首相温斯顿·丘吉尔曾经写过一篇名为"梦"的文章。在梦中,丘吉尔大概是在画室画画,忽然间他看到了早在55年前就已去世的父亲伦道夫,父亲此刻正和自己坐在一个屋子里。丘吉尔抓住了这个和父亲共处的机会,告诉他去世后这个世界发生的改变——社会主义兴起、两次世界大战以及变化的世界新规。正如鲍里斯·约翰逊在《丘吉尔的精神》一书中写到的,"伦道夫永远不能理解自己的儿子的成就。他猜想儿子现在可能是一位兼职画师,住在一间小村舍里,混迹于自耕农之间,永远不会拥有超过少校的军衔"。当丘吉尔向父亲说完他的近况,伦道夫说:"显然你现在已经老了,不应该再去思考这些事。但听到你说的话,我真希望你没有从政。你本可以有一番成就,你甚至可以拥有非凡的声望。"然后父亲就消失了。

可以想象丘吉尔的挫败感!有史以来最伟大的政治家之一,站在那里向父亲诉说他在战争中和作为首相的成就,可他的父亲却充耳不闻。丘吉尔和父亲的关系紧张,这个梦正反映出他希望父亲以他为傲的渴望,但他一直认为自己令父亲失望了。

弗洛伊德认为,梦就像一段旅程,让我们探寻内在的自我,也让我们回顾过往。有时我们会重温生活中那些简单的、已经忘却的记忆,有时会重温那些昏暗的、伤痛的经历。通过这段旅程,我们能够认识到梦的深意,同时也能治愈自我和真正地了解自我。

与弗洛伊德同时代、稍年轻一些的分析心理学创始人卡尔·荣格认为,与其说梦是压抑的表现,不如说它更像是集体潜意识的表现。支持荣格观点的精神分析医生皮特曼·麦吉告诉我说,"卡尔·荣格将潜意识视作创造力的源泉和通往神圣之路。他将梦称为'上帝之声'。如果一个人关注他的梦,他就可以将梦作为自我改变的手段"。

荣格在 1963 年首次出版的自传《回忆、梦、思考》至今仍是大众喜爱的书之一。要理解荣格关于梦的观点,我们必须首先理解他提出的集体潜意识的含义。"随着科学认识的不断增长,"他在《人及其象征》一书中写道,"我们的世界开始变得机械化。在世界中,孤单感袭来,这源于人们已经不再隶属于自然。"充满专注力、局限性、排斥性的意识和自然的心灵、原始的精神力量之间产生了一道鸿沟,在这道鸿沟中,现代性的焦虑、恐惧、精神疾病以及心理干扰生长繁盛:

> 在有意识的生命中,我们受到各种各样的影响。周围的人带给我们刺激和压力,办公室或是社会生活事务会分散我们的

精力……我们的意识越受到偏见、谬误、幻想和不切实际的愿望的影响，已经存在的鸿沟就会越来越大，将我们引向精神分裂，并且或多或少将我们引向人工生命里程，令我们离健康本能、自然以及真实越来越远。

为了我们的心理健康、情感健康和精神健康，他说，这两个领域必须整体连接或是运行在并列的轨道上。梦的意义就在于此。根据荣格的理论，梦是在人类大脑直觉区域和理性区域之间传递信息的载体，可以填补被遗忘的本能语言。它通过重建心理平衡来恢复精神上的平衡。"我们的意识发现不了的事"，他写道，"经常可以被我们的潜意识捕捉到，并通过梦表达出来。"或者换一种说法，正如他在《现代灵魂的自我拯救》一书中写的，"梦给予我们对客观状态的真实写照，尽管我们的意识不承认这种状态存在，或者只是勉强承认它的存在"。

尽管荣格同意弗洛伊德的观点，认为梦可以表达被压抑的愿望和恐惧，但他认为梦也可以表现"不可避免的真实、睿智的哲学观点、幻想、狂野的梦想、记忆、计划、期待、非理性经验，甚至是心灵感应的幻象，以及我们尚未明了的事物"。在关于梦的符号性方面，荣格的观点与弗洛伊德相左。既然梦不总是压抑的表现，那么梦所携带的信息也不一定都是被伪装的，因此也不必都进行解码。"为什么梦的表象一定不同于其实质内容？"他写道，"有什么东西不同于其本质？梦是一种普遍的自然现象，它不会出现其他的意义。《犹太法典》中说：'梦可以自我阐释。'比如一个人买一本指导书，在书中寻找特定的象征，像这样利用既定的系统指导去释梦的做法很愚蠢。我们不能将梦的象征意义与做梦的人割裂开来分析。"

荣格写道，很多患者，尤其是那些"受过教育的人，更确切地说，是被读书误导的人，"误以为他们梦中的意象都有代替者：他们希望错误地认识自己的梦，只是因为梦的表象隐藏了其真实意义。我们或许可以将梦称作"表象"，但是我们必须明白，房屋的外观绝不会欺骗我们，相反，建楼的图纸常常与其内部实际布局有所差异。

> 上帝让人做梦，好让人了解真实的自我。
>
> ——鲁米《摩西与法老》

荣格并不想取代古时候对梦的理解，他更想在此基础上建立一套现代的科学方法。他认为，"只有通过神话、民间传说、宗教和语言，才能让我们用科学方式定义梦中的形象"。

这种古典与现代的结合，是个性与集体性的集合。梦、神话以及其他文化叙事之间都展现出了强大的相关性。"荣格对我们理解无意识做出了重大贡献，"克里斯托弗·布克在《七种基本情节》一书中写道："它可谓21世纪最重要的直觉发现之一，可以与爱因斯坦和其他核物理学家，或是发现双螺旋结构的沃森、克里克并驾齐驱。"

我二十多岁在伦敦生活时，布克是我的密友。那时我刚刚完成人生的第二本书《理性之后》，正经历着二十六位出版商拒绝出版这本书。当我在等待最终同意出版此书的第二十七位出版商回复时，布克建议我读一读荣格。我按照他说的做了，把自己关在小房间里读荣格的文集。它对我的直接触动就是我开始异常认真地解梦。后来我从荣格的"大坑"中跳出来，重新回到世界中来，但很多年后我仍保留着那段时间看过的一堆关于梦的书籍。尽管这些年我不再勤勉地解读自己的梦，但在我生命的不同阶段，我仍会把它们记录下来，分享给家人和朋友，利用他们的集体潜意识来共同解读我的梦。

像弗洛伊德和荣格一样，被称为"睡眠先知"的埃德加·凯西认为，我们的意识分成了很多层次：清醒时的表层意识，潜意识（凯西把这看作探寻深层自我的源泉），以及超意识（这相当于荣格提出的"集体潜意识"）。

凯西于 1877 年出生在肯塔基州，他认为有些梦是因为身体在消化特定的食物或是由身体不适引起，比如查尔斯·狄更斯笔下的人物埃比尼泽·斯克鲁奇因为吃了一小块变质的牛肉而做梦。他认为，大多数梦都有不同层次的含义，从夜间诊断报告中便可以看出"你需要更爱护自己的身体，加强人与人之间的关系动力，需要抓住机遇，需要躲避危险。生命中多种非实际经验可以帮助我们拓宽意识的广度"。凯西认为，梦有两个目的，一是可以帮助做梦者解决日常生活的困难，二是可以帮助做梦者减少在世俗问题上花费的精力，令他们建立与精神维度和更高层级现实之间的关系。像荣格一样，凯西将释梦的权利完全交回到梦者自己手中。

梦与艺术

梦在历史上的作家笔下，在文学、艺术和音乐中都是非常受欢迎的主题之一。在戏剧《哈姆雷特》中，莎士比亚书写梦与死亡之间的关系，把梦看作死亡的阶段性排练：

死亡，睡眠。

睡眠可能就是在做梦——唉，这就是阻碍，

在死亡般的沉睡中，

当我们摆脱了尘世的烦扰，

我们禁不住犹豫什么样的梦将会到来。

在《尤利西斯·恺撒》中，恺撒的妻子凯尔弗妮娅做了一个关于恺撒被杀的不祥之梦，她恳求恺撒不要去罗马：

我的妻子凯尔弗妮娅，劝我留在家里：

她昨晚梦见我的雕像，

就好像一座有一百个泉眼的池子，

全身流着鲜血，很多健壮的罗马人，

面带喜悦将他们的手浸在血里。

莎士比亚多次提到梦，包括在剧本《暴风雨》中，他给文学中的"梦"的意象下了定义，赋予其生命："组成我们生活的部分也会组成梦境，我们短暂的一生，被围绕在睡眠之中。"

有时候，梦是很灵验的；而在一般情况下，正如罗杰·艾克奇所写，梦是在"逃避日常生活"。他引用了让·德拉封丹的一段话：

> 命运没有用金线编织我的生命，
>
> 我也不会在华丽的宫殿里安睡。
>
> 我的夜晚依然绚丽，
>
> 因为有梦装点我的睡眠。

19世纪的英国小说家艾米莉·勃朗特曾用美丽的语言形容梦的魔力："我做过的梦，会伴随我终生，它会改变我的心意。这些梦在我的心中穿梭往复，就好像酒融入水中，改变我心头的色彩。"

1888年，在写作关于梦的章节时，罗伯特·路易斯·史蒂文森将《化身博士》一书归功于他脑海中一个叫作"布朗尼"的小人儿，这个"布朗尼"在他睡觉时激发了他的创作灵感：

> 毋庸置疑，一部分的写作是我在睡觉时布朗尼帮我完成的……连续两天，我都在绞尽脑汁地构思小说的情节。终于在第二天晚上，我做了个梦，梦中我站在窗口看着外面的情景，然后整个画面碎成两半，画面中海德因为犯罪被追赶，他服下了药粉，于是在追捕者面前，他变成了恐怖的怪物。其余部分的写作是我在清醒时完成的，我处在有意识的状态下，尽管我

可以按照布朗尼的思路追溯我的梦境。

披头士乐队的歌曲《顺其自然》(let it be),也是受到保罗·麦卡特尼的一个梦所启发。当时披头士乐队正面临解散。麦卡特尼详细叙述道:"在那样一段困难重重的日子里,我梦见了我的妈妈,而她早在10年前就已经去世。我感到很开心,她看起来那样慈祥。在梦中,她说,'一切都会好起来的'。我不确定她是否用了'顺其自然'这个词,但那就是她想要说的。她说,'别太担心,总会好起来的'。因此我写了《顺其自然》这首歌,并且我如实地用'妈妈玛丽'来作为这首歌的开头,'当我发现自我深陷困境',写的正是我当时的状况。这首歌就是从这个梦来的。"

萨尔瓦多·达利将其很多超现实主义的画作称为"手绘梦境照片"。他的梦就是创作的源泉。"看到画布上出现夸张的画面,"他说,"我感到十分惊讶和惶恐。"实际上,我只是像机器一样记录下我的潜意识、我的梦,丝毫不加评判,只是将一切的可能性还原出来。在达利最著名的画作之一《永恒的记忆》中,融化的钟表象征着我们做梦的时候,时光稍纵即逝。

在流行文化中,梦通常被看作真实自我的表达,是我们渴望成为的人,或是我们想要过的生活的映像。1950年,经典动画《灰姑娘》中的女主角就是在效仿我们所熟悉的流行文化,将梦视作生活的灵感,她唱道:"梦就是你心中的希冀 / 当你迅速入睡时……"

在电影和文学中,梦也是通往其他世界的一扇大门。最著名的例子之一就是《绿野仙踪》——龙卷风后,多萝茜经过一条黄色砖面路，她用脚跟点了三下，她的奥兹王国探险就随着她在床上的翻身结束了，如同做了一场梦。

　　多萝茜：但那不是梦。确实有那么一个地方，那里有你，还有你……你也在那儿。但实际上你们都没在那儿，对吗？

　　埃姆婶婶：瞧你梦见了什么傻事……

　　多萝茜：不，埃姆婶婶。那是真的，真正存在的地方。

　　诚然，我们做的梦会不切实际，但是我们确实造访了一些看起来非常"真实"的地方。然后我们醒来，就像爱丽丝在仙境中结束冒险后说："哦，我做了一个无比神奇的梦。"在《哈利·波特与阿兹卡班的囚徒》中，邓布利多让斯内普不要叫醒哈利·波特："让他睡吧，因为在梦中，我们会进入一个完全属于我们自己的世界。让他在最深的海洋里游泳，在最高远的天空中翱翔吧。"

　　我们在日常的交谈中，用"梦"来形容更好的状态或是我们奋斗的目标。"梦"代表着如果我们的日常生活能摆脱恐惧、偏见、妥协、玩世不恭和逆来顺受，我们就能做成什么样的事业、成为什么样的人。

　　对不同的做梦者来说，我们的梦必然包含不同的元素和形象，但是其背后的基础都是相同的。"我们承认，相对故事来说，梦的个人潜意识色彩更加浓烈，"克里斯多夫·布克写道，"但是理解故事的真正秘诀也在于看透它们与我们所有人共有的潜意识有怎样的联系。"

抓住你的梦

只要我们睡着，那些内心的风景、曲折的故事和内在灵感的启发就不仅仅可以被艺术家获取，也可以被我们自己获取。白天让我们感到苦恼的自我怀疑到了夜晚便开始沉寂，我们的创造力失去了恐惧感、外在监督与评价的束缚，开始表达自我。哈佛大学医学院精神病学专家 J. 艾伦·霍布森博士总结说："做梦或许是我们创造力最活跃的意识状态，它处在混乱的情形之下，但其认知元素的自发结合能够激发信息重新组合，新理念因此诞生。"

事实上，很多激动人心的科学突破都要归功于梦。19 世纪中叶，美国发明家伊利亚斯·哈维试图制造出一台缝纫机。根据后来出版的家族历史，哈维做了一个梦，梦中他要为"一个奇怪国家中的野蛮国王"制造一台缝纫机，如果失败的话就会被处死。当哈维走到生命的尽头，国王的武士要来处死他的时候，他注意到他们的矛在尖锐的一端有一个孔。梦醒之后，他意识到其发明的不足之处在于，应该把针孔放在锋利的一端，而不是像我们做针线活的时候那样把针孔放在钝的一端。从哈维的经历可以看出，你从噩梦中醒来后，不要忘记回溯一下细节，以防梦中包含着能铸就颠覆性发明的关键线索。

发明元素周期表的俄国化学家、发明家门捷列夫也因为梦的启发实现了科学上的突破："在梦中，我看到所有的元素都在表格里它们应该在的位置。醒来之后，我马上将它们写在一张纸上，后来仅有一处地方做了改动。"

奥托·勒维博士是在德国出生的精神生物学家，他梦见如何构建一个实验，来证明神经冲动的化学传递。当他醒来时，他随意写下一些东西，然后回到床上去睡了。令他感到震惊的是，第二天早上，他没办法读懂他写的到底是什么，他整整一天都在努力回想前一晚到底梦见了什么。但命运和他开了个玩笑，第二天晚上，他又做了相同的梦。这一次他马上起身去实验室做实验。这个成果让他获得了1936年的诺贝尔奖。这个故事告诉我们：如果你的潜意识让你做了两次相同的梦，你就要格外关注它了，你还要认真地记录下来。

1965年，一个关于蛇吃掉自己尾巴的梦令德国化学家弗里德里希·奥古斯勒·凯库勒想到苯分子的结构是环型，它是一种可以用在工业上的化合物。这是革命性的发现，亚瑟·科斯特勒在《创造的行为》一书中写道，"这种重要的有机化合物的分子结构像封闭的锁链或是圆环一样，就像蛇咬住了它自己的尾巴"。科斯特勒称赞凯库勒的梦为"继约瑟七个丰年、七个荒年以来历史上最伟大的梦"。

19世纪90年代，萨拉·沃克还是一名洗衣女工和洗碗工，忽然间她开始无缘无故地掉头发，她祈祷有一种方法能治愈这个毛病。结果，启示真的在梦中出现了："一名高大的黑人出现在我面前，告诉我要在头发上擦些什么东西。有些药的原材料只生长在非洲，醒来后我便写信去索要，然后把这些药混在一起，擦到头皮上。不到几周的时间，我的头发竟然长得比掉得多。我的朋友也试了这个药方，对他们也大有帮助。之后，我下定决心要出售这种药。"这就是 C. J. 沃克生发产品的诞生历程，这促使她面向广大的非裔美国人成立了 C. J. 沃克太太美容产品制造公司，沃克成了亿万富翁。1919年，她的讣告称她是当时全美国最富有的非裔美国人，"当然也有可能是全世界最富有的"。

> 你的梦境是最真实的梦想，
> 因为它对你清醒的世界有直接的影响。
> 重要的是你该以怎样的速度
> 按照灵魂的指引去做事。
>
> ——鲁米，《三个旅行者讲述他们的梦》

知名的谷歌也诞生于一个梦中。其创始人拉里·佩奇在 2009 年密歇根大学的毕业演讲中这样描述了谷歌公司的诞生：

> 我 23 岁时做过一个梦。从梦中惊醒后，我思考，如果我们可以下载整个网络，储存网络连接并且……我抓起一支笔写了起来！（有时候及时醒来、停止做梦非常重要。）我花了半个晚上胡乱写下具体细节，我自信这一定行得通。不久之后，我将这一切告诉了我的导师特里·威诺格拉德，要下载整个网络需要花上几周时间，他会意地点点头，他知道我可能要花更长的时间做这件事，但他没有告诉我。我们不能低估任何一个年轻人的智慧！我从没想过要构建一个搜索引擎，真是令人吃惊！这个构想完全是个意外。但是后来，我们碰巧发现了一个

排列网页更好的方式，以此构建一个强大的搜索引擎，谷歌因此降生了。当一个真正伟大的梦想出现在你面前时，你一定要抓住它。

亚瑟·科斯特勒将梦形容为"潜伏期"，并提出充分的理由解释为什么与理性的、线性的、任务驱动的日间生活相比，梦是新理念诞生的沃土。梦的创造力在于"与清醒时刻不同，我们的注意力能关注到平时并不明显的事，它关注的不是我们熟悉的环境，而是新的变化。它并非是无中生有，而是对已有的现实、想法、能力、技巧进行发掘、选择、重新整理、组合与合成"。科斯特勒通过把梦纳入意识的定义，让我们意识到把梦不当回事，就会对开发我们内在的巨大潜力造成不利影响。

梦的科学

我们在睡眠时大脑中究竟发生了什么？1977年，艾伦·霍布森博士和罗伯特·麦卡利博士提出了"激活—整合假说"。根据这一理论，当快速眼动睡眠开始时，脑电活动就会变得活跃。这会刺激大脑的边缘系统活动，包括感觉、记忆和行为的一系列功能性活动。在清醒时，这种脑结构帮助我们记忆和理解周围的环境。但是在睡眠时，大脑对脑内部信号做出回应，并且在没有外界环境刺激的情况下，促使我们的情感与记忆创造新的意义："梦中洋溢着沉默的情感，即使它们已经发狂。"

2000 年，芬兰心理学家安蒂·瑞文苏提出了"危机模拟说"。根据这一理论，梦并非是随意发生的，部分原因是我们的进化防御系统以一种安全的方式来演练恐怖事件。对瑞文苏来说，梦让我们在一个安全的环境下面对危险情境，以提高我们在真实生活中处理威胁的能力。如果有些梦毫无用处，我们可以对其做出定义，并解除疑虑。

科学研究发现，对于学习和记忆来说，梦也发挥着举足轻重的作用。被试者用一个小时的时间学习如何穿过一个复杂的虚拟迷宫。学习之后，他们其中的一些人被允许小睡 90 分钟，而另一些人则从事其他活动。5 小时以后，针对这些被试者重新测试。那些没有小睡的人提高水平甚微；那些小睡过，但是没有做与迷宫有关的梦的被试者也没有什么提高。但是，那些小睡过，做了有关迷宫内容的梦的被试者比那些没梦见迷宫的人的学习效果高出 10 倍。

研究者埃林·瓦姆斯利解释道，"那些梦见迷宫的被试者在训练中表现得相对较差……我们发现，如果这件事对你来说不容易，就意味着它对你来说意义重大，而且你的大脑也会因此更加关注这件事……它'明白'你需要在这件事上做得更好，这看起来就是梦最重大的意义"。就好像我们向另一个大脑求救，用以往我们没使用过的技能来解决这个难题，其实另一个大脑也是我们自己的。

> ……梦逐渐有了呼吸，
>
> 有了泪水、痛苦和喜悦；
>
> 它为你清醒时分赋能，

减弱你清醒时分的辛劳，

将你一分为二；

它就像我们的时间，

成为我们的一部分，

仿佛预示着永恒……

我们的大脑可以化腐朽为神奇，

人就像是浩瀚宇宙中的星宿，

比以往更加明亮，

我们畅快地呼吸，

比万物更加长久。

——拜伦勋爵，《梦》

　　加州大学伯克利分校的研究者发现，梦与情商也存在关联。他们让被试者区分不同的面部表情，包括友善的、敌意的。那些快速眼动睡眠充足的被试者能够正确地识别面部表情，但是睡眠不足的一组被试者没能做到。研究者马修·沃克说，"深度睡眠似乎可以重新调整情感罗盘的指针方向"。一个问题就是我们现在能否提高深度睡眠的质量，并且通过这一点，来提高情商。梦也会帮助我们宣泄情感，因为我们通常无法正确处理负面情绪，所以会感受到压力和焦虑。《科学美国人》刊登了桑德·范德林登说的话："梦可以帮助我们管理一座脆弱的桥，这座桥正是我们的经历与情感、记忆的连接点。"

　　亚利桑那大学整合医学中心的睡眠与梦研究专家鲁宾·奈曼告

诉我说，"就像我们更新电脑时需要暂时关闭运行的程序一样，快速眼动睡眠也是通过抑制大部分感觉与随意肌让我们'离线'。意识就像水一样，根据其流经的地理情况来改变自己的形状。清醒时，我们的意识被身体控制、建构。就像是一条河根据地形向前流动一样，它被感官输入（我们看到的、听到的、感受到的等）和感官输出（举止、言谈等）塑造、指引。在睡眠阶段，这条'清醒'的河流汇入了'梦'的海洋。继而，我们发现自己身处一个神奇的世界。梦给我们提供了一个机会，让我们与世界的背面相遇——那是潜意识辽阔而神秘的家乡……是一切艺术与精神的源泉。

霍布森的研究与沃克的研究形成了共鸣，霍布森发现快速眼动睡眠可能会形成一种原始意识，提供一种虚拟的现实世界模型，可以帮助我们促进清醒时意识的发展与维护。

我们梦境的特性取决于我们处于哪个睡眠周期。在英国一项研究中，研究者在夜里叫醒被试者，让他们描述各自的梦。他们睡得越沉，梦就越怪诞，并且与现实离得越远。日本的一位神经系统科学家发现，我们做梦的内容与大脑活动之间存在联系，就像一台读梦机器一样，可以通过大脑的活动读出梦的内容。被试者在核磁共振扫描仪的监控下睡觉，并在睡醒后描述梦的内容。研究者将他们描述的梦的主题分成 20 组，比如"男人""女人""食物""书""家具""街道""大楼"和"汽车"等，然后将它们与不同的大脑活动模式相匹配。梦境的内容与大脑活动模式的联系相当紧密，以至于他们可以通过读取大脑活动来估计被试者做的梦属于 20 组中的哪一组，准确率高达 80%。

有些梦的出现不止一次，梦的主题大多包括坠落、没能通过考试、被追赶、发现自己在大庭广众下一丝不挂，或者是——这是我最常做的梦——迟到。有关迟到的梦通常有这几种形式，包括开会迟到、考试迟到、赴宴迟到、误机，甚至在我自己的婚礼上迟到，除了有关婚礼迟到的梦，所有这些梦都在我的现实生活中发生过。这些梦将我们生活中无法解决的冲突和压力暴露无遗。当不再做这些梦时，也就象征着这些矛盾和焦虑已经被解决了。

这些反复出现的梦境也存在有益的一面。法国的一项研究对某医学院学生在一次重要考试之前做的梦进行了调查。研究发现，那些梦见考试的学生比没有梦见考试的学生分数要高。而且梦到考试的频次也与考试分数有关联，哪怕这些梦是负面的（比如考试迟到或是忘记答案）。这些梦可以反映出他们对学习成绩更加关注，而梦可能就是帮助大脑为真正的考试演练。"梦见考试的最直接好处就是在醒来后帮助强化知识弱点，这的确算得上是个优势。""另外，梦中经历的恐怖情形（得了阑尾炎、迟到、无力胜任）以及第二天早上相对轻松的现实状态（身体状况良好、准时到达、良好的设备）能消除考生的焦虑，会让他更安心、更受益。"

噩梦的本质

当然，并非所有的梦都能激发科学灵感或是有益于考试，科学家也在致力于解决噩梦的困惑，噩梦常常让孩子们感到恐惧。在5~12岁的孩子中，大约有1/4的人每周都会被噩梦惊醒。记得有一次我们在希腊度假，有人问我女儿伊莎贝拉睡得好不好，当时伊莎贝拉马上就5岁了，她说："不，我夜惊了。（这是伊莎贝拉的口误，将"噩梦"与"夜惊"相混淆。）我梦见一只巨大的蚊子穿着网球鞋在我身上到处乱跑。"她喜欢"夜惊"这个错误用法，我们在家也会这么说。

如果你要找个理由不让孩子睡前看电视，那么智力圣地亚哥的一项研究发现能帮助你。研究中，那些看电视看到很晚的孩子有睡眠障碍，并且会做更多的噩梦。尽管"噩梦"与"夜惊"两个词经常被交替使用，但是它们之间存在差异：噩梦经常会让做梦者惊醒，但是夜惊只会让一部分人从梦中醒来。伴随着夜惊，孩子们会睁开双眼，但是他们弄不清周遭的环境。夜惊的行为一般包括大叫或者乱踢，但是大多数孩子在第二天早晨对前一晚的事没有记忆。

你会看到金色的梦乡

让笑容将你唤醒

——披头士，《金色梦乡》

万幸的是，做噩梦的频率会随着我们年龄的增长而降低。"做噩梦的概率会在青春期攀升，"科学记者娜塔莉·安吉尔写道，"然后会在成年早期达到巅峰，接着就像身体的其他机能一样开始下降。55岁的成人做噩梦的平均次数是25岁成人的1/3。在各个年龄段，女性做噩梦的次数都比男性多出很多。"实际上，"噩梦"这个词可以追溯到 14 世纪，被用来形容趴在睡着的人身上并扼死他的女恶魔。此外，性别也会影响我们做梦的内容。蒙特利尔大学的一项研究表明，与女性相比，男性的噩梦情境中自然灾害与战争居多，而女性关于人际关系冲突的噩梦次数要高出男性两倍。

为什么噩梦中的情形通常不会发生或实现，但它们还是如此令人恐惧呢？波士顿大学医学院神经学副教授帕特里克·麦克纳马拉说，答案就藏在人类的大脑中，确切地说是在杏仁核中，杏仁核负责处理我们的负面情绪。在快速眼动睡眠阶段，杏仁核的过度激活会产生紧张的恐惧反应。当杏仁核开足马力工作的时候，我们能理性思考的前额皮质却像身体的其他部分一样进入了睡眠状态。

当然，一些噩梦也会成真。迈克尔和我结婚 5 个月后，我发现自己怀孕了。当时我 36 岁，欣喜若狂地期待成为母亲。一夜又一夜，我都梦见一个孩子——那是一个男孩，我们给他起名叫亚历山大——但是在我的梦中，他的眼睛总也睁不开。有一天清晨，我大声地叫了出来，吵醒了自己："为什么他睁不开眼睛？"我的梦给我警示，后来通过医生的话证实了：这个孩子的眼睛并不是睁不开，而是他在我的子宫里了胎心停止。

清醒梦

尽管梦很神秘，我们无法掌控，但还有一种梦叫作"清醒梦"，我们在梦中清楚地知道自己在做梦。这一概念源于 2010 年大热的电影《盗梦空间》。人们将那些潜入梦境并操控梦境的人叫作"盗梦人"。其实，弗洛伊德早已在《梦的解析》中探索过这一现象："做梦者不喜欢梦中的转折，但他们并不会中断这个梦，而是会重新开启新的梦境，延续不同的叙事线索。就像当红作家在观众的要求下，赋予其剧本一个好的结局一样。"

清醒梦的支持者为其找出了大量的优势。他们称，通过认识我们所梦到的内容并非现实，并且它无法伤害到我们，我们就能够战胜噩梦。此外，清醒梦也可以帮助我们对真实生活中的事件进行演练。就像运动员把想象作为训练的一部分，清醒梦还可以帮助我们在梦中习得日间生活的技能，从公众演讲到在家庭生活情景下排演一次难以说服的交谈。此外，我们还可以做愿望实现的清醒梦，比如和去世的爱人消磨时光，或是填补幻想——有关性的幻想、飞翔的幻想以及明星梦等。

这听起来就像是科幻小说，其实关于清醒梦的研究可以追溯到1975年。一位名叫凯斯·赫恩的英国心理学家指导一位清醒梦者在睡眠的状态下成功听懂话语，并进行了一系列的左右眼活动。斯蒂芬·拉伯格是这一领域的学术领袖，5年后他在斯坦福大学成功复制了这一实验结果，并且成立了"清醒梦研究中心"。拉伯格相信，通过训练你可以掌控自己的梦。我本人对于清醒梦没有什么兴趣，因为我更喜欢梦的未知性。但是一些人认为，清醒梦有一个额外的好处，就是可以在他们清醒时不再那样强烈感到受世事与环境的拘束。

我经常想大多数人会不会停下来，去思考有关梦珍贵而宏大的意义，或者思考那些他们赖以为生的幽微世界……有时，我相信，这种不太世俗的生活比我们的现实更加真实。

——H. P. 洛夫克拉夫特，《翻越睡梦之墙》

印度精神导师拉玛那·玛哈希说，"圣人的梦，他知道那是一个梦，正如他知道清醒的生活也如梦幻泡影一般。在这个层面上，那些在心灵上觉醒的人可以被定义为顶级的清醒梦者"。玛哈希继续说："圣人以遗世独立之仪态，冷眼旁观这三种人生状态——醒来、做梦以及一夜无梦——像走马灯一样从他面前略过。对于圣人来说，这三种状态都是虚幻。大多数人可能无法理解其中奥秘，因为对于他们来说，现实的标准就是清醒的状态；但是对于圣人来说，现实的标准就是现实本身。"

梦对生活的持久影响

尽管很多科学研究摆在我们面前，向我们展示梦的重要性，但是我们的主流文化仍然对此不屑一顾。"我们看待梦就像看待天上的星星一样，"鲁宾·奈曼告诉我说，"它们在夜晚降临，无比崇高，但是它们离我们太远了，于真实、清醒的生活没有意义。我们低估了它、忽视了它，而且还对造成的损失过度补偿。"

历史也不总是如此。古时候，梦在宗教以及古老的精神实践中占据核心地位，是独特而神圣的存在，它是我们的一部分。罗伯特·莫斯在《皇家宫殿》一书中写道,"无论是平民还是天潢贵胄,在历史的长期进程中,梦的工作从来没能脱离阅读生活中语言符号的方式……在古老的世界,上帝以各种各样的方式展现自我,'他以梦的形式在夜晚出现'"。

在很多传统中,我们都存在于造物主的梦中。作家约瑟夫·坎贝尔说,我们都身在毗湿奴梦中构建的宇宙里。"它是印度教的伟大神明之一,我们都在毗湿奴的梦中……我们看到的世界是毗湿奴以他肚脐长出的莲花为模型构建出来的。"

和很多古老社会的居民一样,埃及人从事一种叫作"感梦"的行为,就是说人们睡在神庙或者其他神圣的地方,来领会神的指导、引领和洞见,或是通过梦治愈自身疾病。在古希腊,朝圣者会长途跋涉到康复之神阿斯克勒庇俄斯的神庙,睡在神庙中最神圣的地方,希冀神能够托给他们一个治愈梦,为他们指明道路。第二天早上,祭司会解释这个梦,并且将这个梦转换为治疗方法。

"感梦"的习俗与文明同生,早在旧石器时代欧洲的洞穴画就出现了相关的内容。梦的研究者凯利·伯克利告诉我说,"世界上每种文化和宗教似乎都有这种传统——从藏传佛教到美洲平原上的印第安人,从澳大利亚原住民到苏菲派穆斯林——他们都发明出了属于自己的方法和技巧"。"感梦"在中国明代、清代以及日本都广泛盛行。

今时今日,也是第一次,科学发现证实了古老智慧对梦重要性的认识。梦是生活碎片的重复,它充满了互相矛盾和有悖常理的故事,它没有起承转合,但其中藏着深邃奥秘的种子——我们可以抛却日常的时间观念，开启通往新世界的窗户。就像卡尔·荣格写的那样，"不止一次，我发现在我的专业工作中，梦不可能仅仅被以记忆的方式进行解读——它们会表达新的观点，但还算不上是意识……没人会怀疑意识经验，为什么我们就要怀疑潜意识经验的重要性呢？它们也是人类生活的一部分，甚至比日间的事件更能表明我们身处顺境还是逆境……伟大的革新绝不是凭空飞来的，而是从生活的土壤中来的，就像树木不会从天空长到人间，它是从地底下长出来的，而它们的种子则是从高处掉落下来的"。

让梦改变你的生活

写这本书时，我对其他人的梦也感到好奇，于是发了推文，也在脸书上发布了征集需求，希望人们能够把他们生活中意味深长并且颇有助益的梦写下来发给我。接着大量的文稿向我涌来。下面就让我来讲几个别人的梦。

桑德拉·斯皮尔伯格是加州帕洛阿托市的一位生物技术主管，她将自己的婚姻被挽救归功于一个"梦"。她说："我和丈夫已经结婚14年了，拥有两个可爱的孩子，但是我们婚姻关系中一直存在裂痕。在我醒着的时候，我尽全力去理解我们之间的矛盾，权衡它们，分析它们，并且试着去解决它们。"但她梦里出现了相反的情况："我梦到一轮橙黄色的太阳升起，充满了力量，孕育着新生。"这个梦与她白天对自己生活的所有分析背道而驰。"醒来时，我领悟到我失去了过去那种对未来的宏大设想。是的，我们的关系是存在裂痕，但是我们也在成为一个更大联盟中的一部分，那就是家庭。这个家运转良好，它充满快乐，就像初升的太阳一样。这个梦改变了我的想法，让我不再执着于裂缝，而是望向远方，开始欣赏美好的日出。"

洛杉矶的作家伊丽莎白·柯克总会做一个重复的梦——梦中巨大的海啸掀翻了她的船，她掉入海中。"我沉到了海底，试着呼吸了一下，发现我可以在水下自由地呼吸，当时我觉得这种能力是上天的馈赠，然后我就游走了。"对她来说，海啸就是生活中的混乱："我的'超级力量'就是在提醒我，我有能力去克服、征服环境，并且环境最终能将我变得更强大。我不仅得救了，而且变得更强大了。"

戴维写道，"一些梦帮助我治愈了毒瘾和酒瘾。我梦见自己遭遇过飓风、龙卷风，还有一次是在瀑布附近，那是我以前经常和朋友吸毒的地方。那里很滑，陡峭的悬崖断裂了，瀑布将它冲了下去，在奔腾的水流中钻出一个大洞。我的朋友一个接着一个跌入水中，我也跟着他们掉了下去。我当时很害怕，还看到美洲鳄在水中游，其中一只抓住了我，还将我卷到了水下，我感到恐惧异常。最后我得救了，上了岸。我清晰地感受到了内心的纠结，是保证自己的安全还是去冒险救朋友。我可以看出我的那些朋友并不想得救，我感觉他们马上就要被猛兽撕成碎片了，我为不能和他们共患难感到内疚。但是，我想要救自己。我不记得这个梦是怎样结尾的，但是我相信醒来后我获得了新生。这个梦为我开启了新的人生旅程，我救了自己，直到今天，我坚信是我的内心想要通过梦告诉我这一切。"

> 我们都知道，梦是一种很古怪的东西：有些情境极其真实生动，细节就像精雕细刻的珠宝一样；而另一些梦则像走马灯，它穿越时空编织在一起，让我们无法看清。
>
> ——陀思妥耶夫斯基，《一个荒唐人的梦》

密苏里州的琳达·雅各布森告诉我，一个顽固梦救了她的命。在第三个孩子出生几个月后，她觉得自己感冒了。"当天晚上，一个声音唤醒了我，说'琳达，快醒来。你应该打 911。你马上就要死了'。"她看了下她的丈夫，他还在呼呼大睡。然后她接着睡了，但相同的声音又把她弄醒了。"我生气地坐了起来，试图弄醒我的丈夫，"她写道，"他没动，仍旧打着呼噜。我躺在那里，琢磨着到底发生了什么。"但是这一次，她没再继续睡觉。"我记不起来到底是什么原因让我拿起电话拨通了 911。"结果她查出患有阑尾穿孔。要是琳达没有打 911，她可能会因感染而死。"我听不出梦中的那个声音是谁的，"她写道，"我经常在想，是不是我的潜意识在催促我去寻求帮助。但是我更愿意相信那可能来自一位可爱的天使，她不愿人间失去一位可爱的妻子和三个孩子的母亲。"

美国圣莫尼卡大学的校长罗恩·霍尼克告诉我，他在很多年前做了一个意义非凡的梦："我一直在思考一个问题，那就是如果我敢于遵从内心方向去生活，我的生活会是什么样的？"他做了这样一个梦："我行驶在新墨西哥州乡村一个两车道的道路上，忽然我的车偏离了路线，驶向了旁边的沙漠。地上长着很多仙人掌，我想要重新控制方向，在驾驶过程中避开这些仙人掌。我意识到车一直在加速，于是我踩了刹车。可是车反而开得越来越快了。我疯狂地躲避地上的仙人掌，然而方向盘又出问题了。接着我注意到，不管我做什么，不管车开得有多快，这辆车都能自己掌握自己的方向。我深呼吸了一下，放松了下来，开始好好享受这段旅程。这个梦中包含的隐喻令我受益匪浅：我们要放开人生的幻象，学着去相信内心的指引，与它和谐共处，任它在我们的人生中自由舒展。"

梦的力量

那些把梦也当作他们生活一部分的人会发现，这片睡眠的净土更加真实——我们不会拒之于门外，而是会欢迎它。对于我来讲，做梦就像是养精蓄锐。它令我感到自由，不再对日常生活的斗争、成功、失败以及执念斤斤计较。我的女儿伊莎贝拉经常做的一个梦可以完美地证明这一点——她梦见自己变成了一个"停止"的标志，敦促人们在人生的旅程中立刻停下来，不要再向前走。第二天早上醒来，她没忘掉这个梦。重新审视这个梦时，她发现这个梦有了新的意义，那就是提醒她停下脚步，深思熟虑，客观地看到生命的价值。

我们在睡前可以按照几个步骤，让梦重新成为我们生命的重心，去直接感受为什么它如此重要。你可以放下手机，深呼吸，忘掉白天的烦琐。你可以效仿古代神庙里的行为，重新用现代眼光来看待"感梦"这件事。昔兰尼的席尼西斯是公元 400 年时的希腊主教，他将梦称为"神谕"，并把梦当作"无言的导师"。"感梦"的过程就是让我们的意识做好准备，接受来自内心导师的指导。这些指导可能是人生的重大选择，也可能是我们想要弄清楚的事，或是让我们变得更智慧的事，哪怕微不足道。

圣莫尼卡大学的首席创意官玛丽·霍尼克把"感梦"作为精神心理学的部分课程内容，为我们具体实践提供了详细步骤。她建议在睡觉之前先问自己几个重要的问题。

你生活中的哪些方面需要指引？你有哪些问题需要解答？你提出的问题是否足够周密、足够准确？把这些问题写下来，在你入睡过程中想想这些问题。为记住梦境设置一个目标，然后再去睡觉。重要的一点是，当你醒来时，千万不要动——不要移动你的身体，这会让你更容易接近你的梦，更好地回忆起你的梦。一旦你记起你的梦，首先要做的就是拿起纸和笔把你能回忆起的梦的内容写下来。你想通过"感梦"得到的答案，有时当晚就能得到；有时，问题的答案需要好几个晚上才能得到。希望你能耐心一些，不要有太大压力，也不要太过执着。

> 每天从早饭开始，
> 我就和朋友们一起待在家里，
> 但是每天晚上我都会踏上旅程，
> 去遥远的睡梦之乡。

我独自出发……

一个人经过小溪，

再登上梦的山巅。

一切都是那么清新……

我无论怎样寻找，

都无法在白天重回这一桃花源，

我也无法清晰地记起，

梦中那首奇妙的歌曲。

——罗伯特·路易斯·史蒂文森，《睡梦之乡》

  我在生活的各个方面都不需要梦的指引，我仍会用一个带小灯的笔把梦境记下来。早上醒来时，如果你还想记起你的梦，千万别睁开眼就抓起手机，那样你恐怕就会被新闻、短信和邮件淹没。在接收外面世界的信息以前，暂时休息一下，做几次深呼吸就能帮助你回忆起更多梦的内容。了解到梦的深层寓意藏在生活之下，你就不会被日常生活的嘈杂声淹没，你就能听到内心的声音。

  哪怕你只记得一个图像或者一个词，也要把它写下来。如果你醒来后对刚才的梦只有一点儿模糊的印象，也要抓住它。如果你醒来以后什么都不记得了，也要记录下来。我发现，记录这个行为能够激发我的潜意识在第二天醒来时去关注或是记住更多的东西。

无论梦的帷幕拉开了多少，无论研究发现帮助我们如何理解，梦仍然会戴着神秘的面纱。"难以捉摸"就是梦的魅力所在。我们的梦是通往其他世界的入口，是通往内心维度的永恒旅程，它将一直如此。

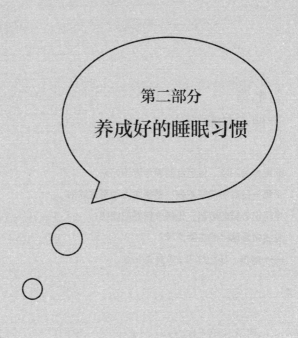

第二部分

养成好的睡眠习惯

第七章
管理你的睡眠

睡眠将剪不断、理还乱的思绪编织起来，
是每一日后的沉睡不醒，是疲惫劳动者的沐浴，
是受伤心灵的慰藉，是伟大自然的馈赠，
是生命宴席上的主要滋养。
——威廉·莎士比亚，《麦克白》

　　那么，我们应该从何做起呢？我们已经了解到睡眠对生活的重要性，看到大量科学依据可以证明睡眠有益健康。从高速公路到飞机跑道，从政府大厅到医院和学校，我们都看到了睡眠不足的危害，但是，我们如何落实到行动上呢？我们如何把了解到的知识运用到生活中去？即使我们都知道应该怎样做，但做起来并不容易。"我认为关键是公众的意识，"卡尔加里大学的威利斯·H.蔡博士说，"问题在于执行，就像我们喜欢在快餐店吃饭一样，你明明知道这对你没什么好处，但是不管怎么样，你最后还是会吃。"不良的睡眠习惯也是如此，我们怎么能阻止"心有所想"？要对我们的

生活做出改变，第一步应该怎么办？

在一项"怎样让孩子更好地学会走路"的研究中，科学家发现孩子的身高、大脑发育或其他变量因素都不是主要原因，最重要的一点就是孩子在学走路这件事上花了多长时间。丹尼尔·科伊尔在《一万小时天才理论》中写道，"孩子学走路的方法是掌握技能的王道"。这个方法适用于养成好的睡眠习惯，对养成其他习惯也适用。

当我们在尝试做一件事时，不仅时间非常重要，我们对自身的反馈也至关重要。"在一个小朋友学走路或学说话时，"《生命的重建》的作者路易丝·海说，"我们对他做出的每个微小进步进行鼓励和赞扬，孩子会回应我们以微笑，然后更加愿意去尝试。尝试做一件陌生的事，你难道不应该自我激励吗？或者换句话说，你告诉自己'我又傻又笨，我就这样失败了'，不会让你的处境变得更艰难吗？"对于那些忽视睡眠的人，让睡眠重新融入我们的生活正如学习一门新技能，而成功的秘诀就是在前行的路上不断练习并自我激励。

要改变与睡眠有关的不良习惯不能一蹴而就，要做出持久的改变也需要每天朝目标迈进几步。每个人改变的方式都是独一无二的，我们需要尝试不同的方法，通过带有仪式感的行为，才能到达目的地。

同样，度过一个美好的白天我们才能迎来夜晚，学会在白天处理好压力也会对夜间的睡眠产生好的影响。马可·奥勒留说，"不要对力不能及的事漠不关心，重复一个对美好生活有益的习惯可以帮助你掌握这件事"。渐渐地，我们就可以放松身体和大脑，让压力远离我们。在三更半夜里醒来，被大脑的绳索束缚，执念于回味过往或是担心未来，我们会发现这种情况越来越少。

我们在周———早醒来，脑海中闪过今天需要跨越的难关，马上会觉得难过、厌烦甚至不堪其扰。但此刻，我们还躺在床上。

——艾伦·瓦丝,《亚洲哲学》

就像哲学家尼尔·菲奥里提醒我们的，大多数人的担心没有任何意义：为并非此时此刻发生的危险而产生的压力，就像为20年前或者明天的大火启动火警警报一样。这对消防部门不公平，叫防火队员来应对这样一场火灾浪费了时间和资源，就像我们要求身体持续为不能及时处理的危急事件一直做准备一样，这也是没道理的。

"躺在床上燃烧思绪"是最令人疲惫的事之一。在本章中，你会找到可以供你使用的大战略或者小诀窍，帮助你忘掉这些忧虑，释放你的能量，尽快入睡。你会看到关于提高睡眠质量的科学进步成果、政策建议、切身实践的个人经验，还有专家或者智囊提出的小诀窍，这些内容都能帮助你另辟蹊径，获得更好的睡眠。你还会看到，在工作场所如何更好地支持员工以及政策的变化可以帮助加速睡眠革命。开始行动的第一步最好是找到源头，也就是大多数人习惯养成的地方：我们的家庭。

睡眠部落

近些年来，人们普遍非常关注家庭成员的营养问题。显而易见的是，当你周围的人都在关注健康习惯的时候，你也会效仿。作家汤姆·雷斯写道，"我们应该从核心家庭的层面来重新思考睡眠问题"。

在成长的过程中，我的母亲总是在晚上熬夜做饭、读书或者操持家务，我和妹妹阿加皮长大后反对她这么做。母亲解释说，夜深人静时，当整个世界都进入了梦乡，她会更有创造力、更有效率。很多年后，我们又生活在一起，她还是整晚不睡，直到早晨做好我们的早饭才上床。等我的女儿傍晚从学校回到家时，妹妹阿加皮和我总是互相提醒："快叫醒妈妈，孩子们回来了。"无数的祖母都会围着孙辈转，但是我的妈妈更进一步，她在适应自己的昼夜节律的情况下爱着她的子孙后代。

阿加皮的睡眠习惯就是以妈妈为榜样养成的，好在她熬夜没那么严重。她总是会熬夜到很晚，第二天早上醒来也总感觉很疲惫。"当夜晚再次来临时，"她说，"我的大脑非常灵敏，做好了工作的准备。"很多年前，我开始谈论睡眠的重要性，我发给她一些文章和研究，她开始重新思考睡眠并做出了改变。但是，就拿我们俩举例来说，她的进步总是断断续续的。"好的睡眠习惯时而奏效，时而不奏效，"她说，"每当和朋友一起度过一个美好的夜晚，我全身就有用不完的能量，总觉得应该回一些邮件，完成一些工作。"

她发现她认为的"高产时段"事实上并不高产。"父母要给孩子做个榜样，我会告诉自己：'亲爱的，是时候该把手机放下了。让我们喝杯茶，然后去洗澡吧。'"然后她就从手机旁边挪到了卧室外其他电子设备旁边。她倒是不在床上看电视了，改为录制她最喜欢的深夜节目了。最后她形成了一套独特的作息——当她偏离自己定的规则时，她学着不按这套规则行事。作为一名"资深夜猫子"，她说周围环境的支持非常重要。"如果'夜猫子'想做出改变，我们就需要'睡眠部落'的支持。"

对大多数人来说，最常见的"睡眠部落"就是我们的家庭。改善家庭睡眠的第一步就是改变我们谈论睡眠的方式。很多家庭把睡觉当作对孩子的惩罚："如果你吃饭不吃蔬菜，那就直接去睡觉。"孩子很小的时候就认为睡觉是一件应该尽力避免的事——一把每晚悬在头上的达摩克利斯之剑，睡眠时间一到，游戏时间就结束了。我们应当用更积极的方式帮孩子构建对睡眠的认识，让他们了解到睡觉对游戏非常重要，教给他们健康的睡眠习惯，包括午睡以及合适的上床时间，这会让他们受益终身。

睡多久才够？

无论关于睡眠的问题有多少，到最后总有一个最普遍、最经常被问到的问题：我们睡多久才够？2015年美国睡眠医学学会和睡眠研究会的专家查阅了上千份经过同行评议的文章并做出研判：对18岁到60岁的人群来说……（此处请特别注意！）每晚睡7个小时是最健康的睡眠时间。既然年龄是我们睡眠时间的决定性因素，美国国家睡眠基金会针对不同年龄段进行了睡眠需求的分析：

新生儿（0~3 个月）：　　　　14~17 小时

婴儿（4~11 个月）：　　　　 12~15 小时

学步的孩童（1~2 岁）：　　　11~14 小时

学前儿童（3~5 岁）：　　　　10~13 小时

学龄儿童（6~13 岁）：　　　　9~11 小时

青少年（14~17 岁）：　　　　 8~10 小时

青年人（18~25 岁）：　　　　 7~9 小时

中年人（26~64 岁）：　　　　 7~9 小时

老年人（65 岁以上）：　　　　7~8 小时

（我一定要强调下，这里没有特殊说明"极具权威、非常忙碌的铁血猛男：3~5 个小时"。我们要知道，所有年龄段的人，都必须属于其中某一分类——我们中的大多数人，包括我自己也不例外。）

关注孩子的睡眠

《街区里最快乐的宝宝》一书的作者、致力于儿童发展方向的小儿科医师哈维·卡尔普说，"睡眠是孩子大脑早期发展的主要活动。婴儿阶段的睡眠缺乏会导致其幼儿时期的睡眠质量不高。缺乏睡眠会对孩子的学习能力、情感健康（产生情绪波动、焦虑、压抑、多动障碍和其他行为问题）造成损害，也会带来其他健康问题，比如传染病、高血压或者肥胖等。"在一项 2015 年完成的跟踪研究中，挪威研究者发现，如果学步阶段的儿童睡眠时间长期少于 10 小时，那么他们在长到大概 5 岁时，情感和行为问题较同龄人多。

对孩子睡眠最具意义的影响因素就是父母的教育程度（受教育程度较高的父母，他们的孩子休息得较好）。2014 年美国国家睡眠基金会的一项"当代家庭的睡眠"调查显示，家庭中对于咖啡因摄入是否有限制，孩子能看多长时间的电视，以及家庭成员晚上在床上是否使用电子设备，都对孩子睡眠具有重要影响。此外，当然家庭的睡眠生活都是紧紧交织在一起的，每一位成员的睡眠习惯都会影响到其他人。

几个问题引发了很热烈的讨论，大家在育儿博客栏目下发布了大量的帖子和评论（看看《赫芬顿邮报》育儿的版块就知道了）。对我来讲，怎样让刚出生的女儿克里斯蒂娜醒来后睡在床上或者床边的摇篮车里，这个问题对我更重要。因为当她醒来，我会马上去喂她。但不管你用什么方法，在孩子出生几个月后，家人的支持与帮助非常重要，这一点我并没有夸大。在我家，除了非常负责的爸爸迈克尔的参与外，还要感谢我的妈妈格雷克·亚雅和我们生活在一起——她一直照顾着克里斯蒂娜（然后是伊莎贝拉），让我去疯狂补觉。我怀伊莎贝拉的时候，克里斯蒂娜还没有断奶（避孕警告：别相信别人告诉你说，这样的事不会发生）。伊莎贝拉出生时，她姐姐的睡眠规律一些了，亚雅又开始帮我调整伊莎贝拉的睡眠习惯。婴儿伊莎贝拉和两岁的克里斯蒂娜的睡眠习惯完全不同，多亏有妈妈帮我，真是上天保佑！

父母是否应该和婴幼儿一起睡觉，这个问题在育儿博客上一直是个争议性话题。和婴幼儿一起睡是传统习惯，现在世界上很多地方仍然保持着这种传统。在发达国家，很多人认为和婴幼儿一起睡觉会导致孩子缺乏独立性。但是，也有人将父母与孩子同睡作为威廉·西尔斯博士提出的"亲密育儿法"的一部分，他们认为，父母与孩子建立了强大的情感纽带，孩子长大后才会更有安全感，并且不太会出现行为问题。

近些年来，父母和婴幼儿同睡的做法越发引人注目。比如，曾经的明星夫妻安吉丽娜·朱莉和布拉德·皮特就是"家庭睡眠"的积极支持者，他们把这种做法称作"家庭睡眠"。他们定制了一个能容纳所有孩子的床。"每个人都爬上床，"朱莉说，"我们的床单也是特制的。我们有两个孩子时，90英寸的床就足够了……但现在，我们有六个孩子，就显得紧张了。最后我们把沙发床推到床边。我们正在考虑为'家庭睡眠'开辟一个专有的房子。"

除了维系情感之外，美国圣母大学的母婴睡眠专家詹姆斯·麦克纳告诉我，因为刚出生的婴儿的脑容量只有成人的25%，如果他们不和妈妈有身体接触，像孕期一样继续调节婴儿的状态，其生理系统就无法正常运转。麦克纳解释了在睡觉时孩子和妈妈之间怎样互相影响。妈妈和孩子的呼吸因为彼此的陪伴而互相调整。这不仅仅是提醒婴儿去呼吸的信号，也是婴儿内在呼吸调解减弱的安全保障，因为妈妈的身体是婴儿可以适应的唯一环境。

甜蜜的梦，夜的荫翳

覆盖可爱婴儿的头顶；

甜蜜的梦乡像涓涓细流

在欢快、寂静的月光照耀下流淌。

甜蜜的睡眠松弛

你的眉头，让它弯成孩子的花冠。

甜蜜的睡眠，天使般温柔，

守护我幸福的孩子。

——威廉·布莱克，《摇篮曲》

　　美国儿科学会虽然鼓励亲子共居，但是并不鼓励父母和孩子睡在一张床上，因为父母不小心翻身会压到孩子，可能给孩子带来窒息的危险。不管你把孩子放在哪里——是放在婴儿车上还是像我一样放在床上，我们都应该以此为戒。对于那些选择与孩子共眠的父母，卡尔普提出了一些小建议：你可以通过用襁褓把孩子裹住来避免亲子共眠的危险（防止他滚下床，或者被挤到床头板和墙边），母乳喂养，避免药物和酒精，把枕头上的毯子挪开，确保房间里没人抽烟。

　　当然，不管孩子在哪里睡，父母都该在"睡眠不足"的险峻之旅中获得指导。在久负盛名的电视剧《我爱露西》中，妈妈露西因为照顾新生儿小瑞奇累坏了，结果她跪着睡着了，头磕在了婴儿床上。这种情况对新手父母而言并不陌生，它并非是戏剧夸张。这种状态有时被叫作"孕傻"，它包括但不局限于刚做妈妈的人记忆力不好。《卫报》的记者斯图尔特·赫里蒂奇写出了自己成为新手爸爸的经历："照顾孩子让人筋疲力尽，我无比渴望睡眠……现在，我会不知不觉地睡去，我的大脑还在运转，但是它已经不知道要做什么了……连续两晚工作到很晚，让我失去了平衡感，此刻我感觉天旋地转。完成了一天的工作后，我还要照顾孩子，我都快被分成两半了。"他并不是一个人。2014年《今日美国》的一项调查发现，54%的新生儿父母都缺乏睡眠，这令他们在白天清醒时间无法正常运转。考虑睡眠不足会对父母的健康产生主要影响，卡尔普博士将这类父母称为"醉酒父母"。他说："很多调查显示疲劳是产褥期焦虑和压抑的首要因素，每年会影响100万名新手妈妈以及新手爸爸。"这种情况可能会引起夫妻关系紧张、儿童照管不良和其他危险事故等。

《早安，乔》节目的主持人米卡·布热津斯基在2010年的回忆录《万事俱备》中提到她曾经抱着4个月大的女儿疯狂地冲进急诊室的经历。当时，她的女儿还醒着，一直被她抱在怀里。医生们围着孩子进行诊断，米卡听到了"脊髓损伤"这个词，于是她瘫倒在医院的地上大哭。她描述了这个情景的前因后果：因为睡得不够，她抱着女儿从陡峭的楼梯上摔了下来。她在等候医生的"审判"时，也开始重新审视自己的人生："我为何让工作把自己搞得如此虚弱、如此疲惫！我脚下一软，和怀中的孩子一起掉下陡峭的楼梯。我没受伤，但是孩子怎样了？我的内心万分煎熬，想想她以后要是不能动了该怎么办？我这都是为了什么啊？盲目地想要为所有人做好所有事？想做一个超级无敌的"足球妈妈"？

万幸的是，孩子的脊髓并没有损伤，只是股骨骨折。但是这段经历对米卡来说影响深远。"我开始接收到一个新的信号，"她写道，"这个信号不是来自妈妈、祖母或是我在人生旅程中的其他导师，而是来源于我的内心，来源于我自己。在孩子成年以前，我一直都在努力进入这种状态：要有自己的步伐。"这是她想要传授给女儿的经验。"走自己的路，坚定你的目标，深呼吸，"她说道，"工作可以成为你的一部分，但绝不可以成为你的人生负担。"

睡眠训练

现在我们知道婴儿应该睡多久了，但是我们怎么让这些小宝贝们能一觉睡到大天亮？围绕如何进行"睡眠训练"有多种讨论，比"孩子在哪里睡觉"多得多。《纽约时报》一篇文章的题目"8周睡眠训练：你能掌握它的秘诀吗？"引发了争议。虽然很多人说让孩子学会"自我安抚"或让他们"哭个够"这样的方法安全而有效，但是很多父母不忍心。《晚安，睡个好觉》的作者、睡眠问题专家金姆·韦斯特说："重要的是，你需要找到一种睡眠训练方法，它不仅与你的观点相合，还要适用于孩子的性格，并且你还能坚持做下去。"

我的方法是抱着孩子，直到他们睡着。后来他们大一些了，我就给他们读睡前故事。但我发现，如果父母长期缺觉的话，在睡前读故事并非易事。我的女儿们回忆这些常常会笑起来，我为她们睡前读故事书——那些年我从苏斯博士读到哈利·波特，句子还没读完，我自己就睡着了（一条鱼，两条鱼，红色的鱼……呼呼呼）。我的小女儿伊莎贝拉说："妈妈开始吐字不清，然后我就会摇醒她，让她再重复一遍：'快起来，妈妈，快起来，妈妈！讲完这个故事！'"（至少读故事让我睡着了。）我还因在其他公众场合睡着而出名，有一次是和朋友在一起，我在车里睡着了（而且是我在开车！）还在吃饭时，在昏暗的观众席上、宴会厅里……只要你能想出来的地方，我都睡着过。

瑞典作家卡尔–约翰富森埃林运用心理学理论写了一本书，目的是让孩子在几分钟内睡着。朗读《小兔子想要睡觉》时，父母们被建议尽量读得慢一些，并且要频繁打哈欠。作者评论这本书说"它的音频也可以让婴儿熟睡"。一位母亲在亚马逊的评论中写道，这本书的语音版也能让她睡着："我想听听这本书到底怎么样。于是我把手机放在床边开始播放。等我再醒来时，已经是第二天早上了。"

让职场妈妈或是职场爸爸休息一下

当孩子终于能够睡一整晚时，其他压力又会影响我们的睡眠。根据研究显示，妈妈每周工作 20~40 小时的家庭，孩子的睡眠时间普遍不足。这项研究的样本包括一大批离异、低收入的母亲。但是在当今社会，不同收入层级的母亲都会在孩子长大的过程中出去工作。在美国，大约 70% 的母亲都是上班族，但美国只有三个州有带薪休假的法律。而在瑞典和挪威，政府会给新生儿妈妈提供 40 周和 38 周的全薪休假。

　　1993 年，时任美国总统克林顿签署了《家庭与医疗假期法案》，批准了产妇 12 周的无薪假，但这项法律只针对政府公共部门和有超过 50 名员工的公司员工。因此，40% 的美国劳动力连获得休假的权利都没有，这 40% 的人中还不包括那些有权利休假但无法承担无收入的经济压力的人。因为被迫兼顾工作和孩子，筋疲力尽又缺少睡眠的父母不得不在工作和家庭中做出选择。很多大公司率先改变了这种不良状态。例如，奈飞公司在 2015 年宣布，视频数据流部门的新生儿父母，在孩子出生或收养的第一年里，公司提供无条件的全薪假期。新生儿父母回到工作岗位之后，可以根据家庭的实际情况选择全职或兼职工作，回来工作或是辞职。英国电信企业沃达丰为新生儿妈妈提供了至少 16 周的带薪产假，并且在接下来的 6 个月里，她们可以每周工作 30 个小时，同时享受全部工资和福利。这一政策似乎可以提高沃达丰和奈飞公司的企业收益，原因是他们留住了更多的人才，同时在聘用、培训新员工方面降低了花费，员工幸福感也有了提升，相应健康保健花费也降低了。

　　支持职业父母的重要性还体现在健康的其他方面。哈佛大学医学院的神经系统科学教授克利福德·瑟彭告诉我说，"现在很多青少年都得了肥胖症，有证据显示青少年缺少睡眠会导致葡萄糖耐受不良和饱食过度"。伊利诺伊大学的研究者强调这中间的管理，因为他们研究了妈妈工作的时间与孩子的体重之间的联系，并参考了其他可能的影响因素，比如饮食、看电视、习惯的吃饭时间以及睡眠等。令人惊讶的是，唯一影响到孩子体重的因素就是睡眠。对于3—5岁的孩子来说，如果他们的妈妈从事全职工作，那么他们比那些妈妈们每周工作时间少于20小时的孩子睡得更少，并且他们的体重指数更高。只有18%参加研究的学龄前儿童达到了建议的睡眠时间。睡眠对我们生活的方方面面都很重要，但是现在似乎成了问题——儿童肥胖问题。这不是饮食方式的问题，而是睡眠问题。妈妈们很早就要起床去上班，孩子们也跟着很早就要起床去托儿所或学校。事情也有好的方面，研究中孩子每多睡一小时，他们下次再称体重时体重指数会下降大约7%。

我们从研究中总结出的经验不是"女性不应该出去工作"，这一点并没有问题，大多数的妈妈都外出工作。问题在于，我们要制定相关法律政策，比如带薪产假并且提供高质量的幼儿照护，这样我们才能让每个人把睡眠放在重要位置。这也是我们现在面临的挑战。

让孩子多睡一会儿

对于大多数年轻人来说，学校是一块"疲惫之地"，被繁重的学习课程所占据，我们将工作中最坏的习惯，将拼命三郎式的企业文化灌输给孩子。幸好，世界上很多学校都根据最新睡眠研究做出了积极回应，对在校时间做出创新性的改变，学生们在学业表现和总体幸福感方面明显提高。

现在，大多数公立高中的上学时间大概是早上 8 点。在 2014 年，美国儿科学会建议初、高中学生的上学时间不得早于 8：30，但只有 14% 的学校根据这一建议调整了学生的上学时间。学生什么时候开始上课、怎样开始第一堂课非常重要，它会对随后一天的安排产生很大影响。当你还要参加课前活动时（比如体育训练或是学生会会议），你就知道为什么许多美国高中生都像美剧《行尸走肉》里的群众演员了。

如果学校做出相应调整，结果就会很明显。2011 年以色列理工大学的一项研究发现，那些 8：30 上学的学生比 7：30 上学的学生多睡一个小时，并且在"注意力水平测试"中表现得更好。英国英格兰北泰因赛德的一所高中将学校上课时间从早上 8：50 推迟到 10：00，结果发现学生的考试分数显著提高。此外，在 2016—2017 学年度，来自英国 100 多所学校接近 3.2 万学生将参加了"青少年睡眠"项目，这个项目是由牛津大学发起的，对学校上课时间进行实验研究。

上学时间的调整效果不仅体现在学业上，2015 年，日本文部省首次对学生的睡眠习惯进行调查，发现晚上 9 点到 10 点睡觉的学生中，有 46% 表示"他们喜欢自己或者有些喜欢自己"；而凌晨 1 点到 2 点睡觉的学生中，持这样想法的人降到了 30%。

布朗大学教授玛丽·卡斯克敦和她的团队在 1998 年就开始对学校上学时间进行研究。他们对青少年进行跟踪观察——9 年级学生的上学时间是早上 8：25，而 10 年级学生是早上 7：20，他们记录了学生的作息时间和白天的清醒程度。当他们对学生上午 8：30 时的状态进行评估时，半数的学生都表现出了卡斯克敦所描述的"致病程度的睡意"。也就是说，这些学生可以在 3 分半的时间内睡着，并直接进入快速眼动睡眠，这是嗜睡症患者的常见症状。卡斯克敦告诉我说："这项研究显示出这么早的上学时间，有半数的 10 年级学生被迫起床并准时到达学校，而此时他们的大脑——受到昼夜时间规律与过少睡眠时间的影响，已为快速眼动睡眠做好了准备，而不是为上课做好了准备。"

幸好，政策制定者对此事非常关注。在 2015 年 8 月，美国新泽西州通过了一项法律，责成新泽西州教育部门进行一项研究，调查上学时间晚对健康的好处和睡眠不足对学习成绩的影响。

近来，新加坡的一个学区正在尝试一种新的公交服务，他们不再像原来那样一车装满四十个孩子再去学校，而是一次接送四五个孩子直接去学校，这样就可以让孩子们起得晚一些。比如一位叫唐雪梨的学生之前 5：55 就要出家门了，现在她 6：40 才出家门。"她总是筋疲力尽、昏昏沉沉的，"她父亲说，"但是现在她终于能休息好了。"

学校一个小小的改变会带来重大的改观。马萨诸塞州的一所寄宿学校迪尔菲尔德中学制定了一系列的改革措施来改善学生的睡眠状况，包括将上学时间推迟 35 分钟，降低"运动指标要求"，减少 10% 的作业布置。这带来的效果非常显著。据美联社报道，迪尔菲尔德中学的学生"去医疗中心的人数降低了 20%（尽管这是流感肆虐的一年），能好好享用一顿热早餐的学生增加了 17%，此外他们的学习成绩也有所增长"。

除了推迟上学时间，帮助学生改善睡眠习惯的另一个方法就是不要在床上学习。82%的英国青少年在调查中说，他们大多数时间在床上学习。遗憾的是，这让他们在关灯之后难以入睡。"我们都了解，一张美妙的床是舒适感和归属感的所在，但是我们更愿意孩子们在床上睡觉，而不是在床上学习。"英国睡眠委员会的丽萨·雅迪斯说。"将床与睡觉联系在一起非常重要。"

全世界的父母（也包括我）早就知道，孩子在青春期时经常会投入到一场有关"独立"的斗争。但是一部分人一想到青春期，就会想到睡眠不足的那些岁月。"这不是简单的十几岁的孩子没睡够，然后第二天会脾气暴躁的事，"西雅图儿童医院的陈美达说，"睡眠会实实在在地影响他们的行为能力以及做出合理决策的能力。"

大学里的睡眠革命

鉴于当下很多睡眠科学的变革来源于我们的学校和学院，那么要开始将这些崭新的认知应用于实践，高等学府也应该当仁不让。但是今非昔比，因为在很长的一段时间里，我们的学校、学院不仅是学术实验场，也是疲劳实验场。

在我们的文化中，大学生活与缺乏睡眠的联系根深蒂固。大学生活中的决定性因素——取得好成绩的压力、崭新的自由、融入社交生活的渴望、无数电子产品的吸引——这些都不是好睡眠的诀窍，更别说你还可能在融入大学生活时染上坏习惯，比如说依赖能量饮料或酗酒。

随着我们对睡眠的新认知，一切开始发生变化，越来越多的大学开始建构出一种文化，可以帮助学生建立健康的睡眠，并且让他们明白真正健康的睡眠习惯是什么样的。例如，加州大学洛杉矶分校通过"睡眠周"提供睡眠教学。肯德拉·克努森正在实施加州大学洛杉矶分校心理健康计划，她描绘了自己眼中的校园问题："有一部分学生对通宵熬夜怀有一种奇特的自豪感。"在"睡眠周"期间，大学举办多场讲座讲述睡眠不足的影响，提供瑜伽以及调节课程，并且进行15分钟的免费睡眠测试。

清晨的课程令人畏惧，很多学生本能地不选这些课。但是这件事得到了解决，因为一些大学也推迟了第一节课的时间。2004年，杜克大学将早8点开始的课调整至8：30，这让学生更好过一些。2005年，宾州州立大学紧跟其后，降低了早8点开课的课程数量。"我们发现，如果想要在早8点讲课，"生物学教授理查德·西尔说，"他们可能在早上9点才能活跃起来。他们更清醒时，才更容易集中精力。"

在斯坦福大学，学生在初级心理学课程中学习睡眠神经科学，以及睡眠对身体和心理的影响。2011年，学校开始将眼光望向课堂之外，发起"元气恢复"计划，目的是教会学生认知行为疗法和正念练习。在即将完成计划时，那些称自己睡不好的学生都会感到自己睡眠质量有所提高，抑郁症状有所缓解。

在达特茅斯学院，计算机科学教授安德鲁·坎贝尔搜集了学生在手机应用"学生生活"上的数据，发现学生平均睡觉时间是凌晨2：30。难怪达特茅斯学院的健康调查显示，超过一半的学生在过去一年中存在睡眠困难的问题。大一新生克里斯汀·温克尔说，"我觉得睡觉就好像是兴奋或是工作效率的敌人。"同样也是大一新生的罗伯·德尔·莫罗将"错失恐惧"作为牺牲睡眠的原因，他在达特茅斯学院将睡眠称为"禁忌的行为"。大二学生赵可告诉她室友，这是"在用睡眠来换取成绩"。

我们清楚地看到达特茅斯学院像其他大多数大学一样，都存在这样的问题，在这些学生的观念中，他们不仅乐于接受"睡眠不足"，而且以此为傲。在意识到这点之后，这所大学在2014年用自己的方式实施了斯坦福大学"元气恢复"计划。现在，相关健康服务正在积极检测学生的睡眠问题，提供帮助和提示，将患有严重睡眠问题的学生推荐到医疗中心。类似的"元气恢复"计划也在艾奥瓦大学和芝加哥大学开展，此外睡眠教学项目也在美国国内的大学广泛地进行，包括内布拉斯加州黑斯廷斯学院这样的私立文理学校，和佐治亚大学这样的大型州立学校。

如果你不把孩子早点儿弄到床上——作为两个刚刚大学毕业孩子的妈妈，我知道这有多难，他们就会打瞌睡。当然，虽说课上打盹的传统历史悠久，但是很多学校正在试图让学生以更高效的方式打盹。

在密歇根大学，一位大四的学生注意到其他学生在图书馆里睡着了，于是他和管理部门沟通专门设置了一个小睡房间，里面放上了一些简易床和枕头。这个图书馆开始试验"都市瞌睡站"公司的"能量睡椅"——这种"能量睡椅"是根据人体工程学设计特定的可后仰的椅子，外设屏蔽罩，内置扬声器。在24小时图书馆设置小睡房间和能量睡椅可能会产生意想不到的后果，那就是变相鼓励学生不用回宿舍就能好好睡上一觉。我们希望提醒学生睡眠和学习之间的重要关联。

在伯克利大学也流行小睡间。梅丽莎参加了学生会并在学生会负责睡眠版块的工作。在她制作的一张海报上，"好成绩""社交生活""充分的睡眠"只能"选两样"的三角形上画着"×"，而"三者都要！"写在海报顶端。她发起的这项运动的标语是"保持冷静 & 小睡一觉！"

另外，学校也通过很多富有创造性的方法增进学生对睡眠的认知。在亚利桑那大学，从事校园健康服务工作的学生制作了"睡眠至上"的影片，以凸显睡眠的重要性，其中还有一段讲述睡眠技巧的说唱。伊利诺伊州大学发起了"僵尸运动"，剧社的学生会扮演僵尸，为同学们分发睡衣。詹姆斯·麦迪逊大学设置的"小歇角落"，这是一间放着很多舒适变形椅的房间，每次可以使用 40 分钟。这是卡洛琳·库克的工作成果，她主攻心理专业，是睡眠方面的专家。卡洛琳说："超负荷的学业"强迫你在好成绩和睡觉中选一样，我想要改变'睡觉等同于懒惰行为'的认知。"这一举措获得了很大的成功：在 9 个月的时间里，"小歇角落"接待了超过 2 500 次睡眠登记。

大学的睡眠运动已经成为全球性的运动。英国东英吉利大学在 2015 年设置了一间"小睡间"，装备有懒人沙发和沙发床；日本大阪的情报科学艺术大学院大学，为学生提供了睡觉和洗澡的房间。

当然，疲惫到不行时，你需要的可能不是一个学校提供的临时

"小睡间"，也不是最先进的睡椅，你需要一个能平躺安睡的地方。在大多数校园中，这样的地方随处可见，你只需要去了解它们在哪里。因此学生利用技术手段根据嘈杂程度和人群密度标出了最适合打盹的场所。现在，我们可以在很多校园里看到这样的"小睡地图"，它基本上是根据谷歌地图标出大家认为适宜睡眠的场所。在得克萨斯大学，学生可以利用便捷的"健康长牛角睡眠地图"（一款基于学校的吉祥物"长牛角"开发的应用），选出的校园周边最佳打盹地点。其网络版可以在谷歌地图上找到，每个地点上都标注着"Zzz"的标志。当你点击这个标志，就可以看到地点照片和相关描述。

越来越多的大学生不仅意识到自己缺乏睡眠的问题，还积极地参与到解决问题的过程中去，这正是促成睡眠革命的主要动力。克里斯蒂娜·基里亚科斯完美诠释了相关活动的要义。2011年，她还是马萨诸塞州圣十字学院大四学生的时候，就受到选修的心理课程《睡眠与行为》的影响，帮助当地的孩子获得更好的睡眠。基里亚科斯还从"甜蜜的梦乡"基金会获得了技术支持和培训——这是一家面向经济困难家庭的孩子，致力于通过改善其睡眠质量进而提高其幸福感和学习表现的非营利性组织。该项目的口号是"睡眠与成绩并重！"该项目为全美45 000名学生提供睡眠教学。"我们实行的RED（休息、教学和激励）睡眠教学项目，"基里亚科斯解释说，"面向当地250所小学，其中超过80%的学生都拥有获得免费或打折午餐的资格。我们还会募资送给每个孩子一套睡眠套装——一个睡袋、睡衣、袜子、牙刷、牙膏、书、彩色蜡笔和毛绒玩具。"

言传身教

父母们为了让孩子在社会上出人头地花费了大量的时间经历——辅助他们做作业、带他们坚持运动和参加课外活动，强迫他们学习，规范他们的社交习惯，教育他们为性行为负责。但是我们唯独没怎么教过他们的，就是睡觉，而这是构筑他们人生的关键因素。而且，最好的教育方式当然是身教，而不是言传——我们想让他们养成什么样的睡眠习惯，我们就要做出榜样。通过给他们做出示范，教会他们在压力的影响下或焦虑来临时该怎样应对。

我们必须移除孩子通往健康睡眠的道路上不必要的绊脚石，这不仅意味着我们要为改善他们在校时间而努力，而且要帮助我们的孩子更高效地利用课外时间。孩子的计划是否安排过满？他们是否有机动时间用于娱乐和休闲？他们是不是在电脑、手机、电视上花了过多的时间，尤其是在睡前？在不缩短他们休息时间的情况下，让他们尽可能睡得多一些；只需要改变等式里的几个因数，得到的结果就会大大不同。

第八章
和所爱的人睡在一起

对于很多人来说，关于睡眠的决定——什么时候睡觉、在那里睡觉、怎么睡——都与"另一个人"息息相关。对于夫妻来说，这些决定就像一起跳一支舞一样。当提到怎样睡个好觉时，很多文化中都忽视了从这个角度去看待问题。

那么，为什么我们中的大部分人都和伴侣睡在一起呢？罗杰·艾克奇认为，这个传统形成的原因更多的是被迫的，而非出于对亲密感的需要：在工业化以前的欧洲，社会阶层较低的人通常全家睡在一张床上，尤其在当时的家具很贵的情况下……而在上流社会，人们会偶尔为了舒适而分房睡，尤其是当另一半生病的时候。

并且，在当时还不能随意开灯的情况下，夜晚的空气常伴随着恐惧。"在黑夜里安歇会令人感到自己十分脆弱，"艾克奇说，"找到一个能和你同睡的人将增强你的安全感，让你不那么害怕周遭的危险，不管它们是真的还是想象出来的，从小偷、纵火犯到鬼魂、女巫或是撒旦本人。"

和他人共睡还有另一个好处，艾克奇说："你的同床伴侣经常是你最好的好朋友，这不仅体现在夫妻身上，还体现在儿子和仆人、姐妹之间、贵妇与情人间。"黑夜面前人人平等，与知己躺在同一张床上，性别与地位将不再重要。大多数人在躺下那一刻并没有马上睡去，恰恰相反，他们挣脱了束缚。白日的喧嚣不在，睡在床上的人们期待这一刻赶快降临，社会的规矩和礼仪常常被我们抛在床下。"下面这段文字就进一步说明了"睡眠面前人人平等"这个道理。

> 没人愿意和别人分享一张床……我不知道为什么会这样，但是当人们睡觉时他们喜欢私密感。如果与一个陌生人睡在一起，在一个陌生的客栈，在一个陌生的城镇，而且这个陌生人还是个"鱼叉手"，那么你的厌恶感肯定会加倍。难道不因为别的，就因为我是个水手，我们就应该两个人睡在一张床上，而别人都能独享一张床？海里的水手一个人睡觉，岸上的国王也一个人睡觉。的确，他们都睡在一个房间，可以有自己的吊床，可以盖张自己的毯子，或是裸睡也行。
>
> ——赫尔曼·梅尔维尔，《白鲸》

渐渐地，我们的床上不再那么"拥挤"，变成了夫妻共享一张床在恐怖电影里，警察会夸张地告诉你，恐吓电话就是从你的房子里打来的。现在，我们知道了主要的夜晚危险就来源于你的卧室，是由你的伴侣和你不同的睡眠方式造成的。

在一些情况下有些人会选择自己睡——这样他们就不太可能在夜里被伴侣打鼾、梦游、感冒或是起夜吵醒。男性和女性在"自己睡"和"一起睡"这件事上也存在差异。维也纳大学的一项研究发现，当我们和伴侣同床共枕时，女性在夜里醒来得更频繁，男性则没什么变化。当被问及睡眠的质量时，男性认为和伴侣一起睡得更好了，而女性则说她们只有在性爱之后才会睡得更好。

但是，就像其他事物与伴侣感情之间的关系一样，睡眠与伴侣感情之间的关系也非常复杂。即使我们因为分床睡得好一些，但是存在很多原因令伴侣不愿意晚上分开睡觉。"主要问题就在于，如果你们不睡在一起，就像是没有性生活一样，因此人们羞于承认他们分房睡。"婚姻治疗师李·克雷斯皮说。

我们睡觉时的距离要比性对我们之间的关系影响更大。研究表明，两性关系中的满足感与我们的睡眠存在着千丝万缕的联系。2014年英国赫特福德大学的一项研究观察伴侣在睡觉前的姿势。他们发现，在那些发生身体接触的伴侣中，94%的人认为"对两人之间的关系感到满足"。而那些没有发生身体接触的伴侣中，68%的人对他们之间的关系感到满足。而且，伴侣睡觉时离得越远，他们的关系就越不和谐。当然我们很难去区别其中的因果关系。这么说吧，我们不知道是哪件事先发生的，是"不开心"的"鸡"先出生还是"睡眠不足"的"蛋"先出生。那些关系不好的伴侣晚上分开睡的可能性越大。而且，如果因为另一半的存在而很容易被吵醒，因为伴侣睡觉离你太近造成你整日疲惫不堪，那么这对你们之间的关系（或者你们任何一个人的生活）不会带来一点儿好处。

但是对于那些睡觉时间不同的伴侣来说，他们睡觉时的距离就不会产生什么影响了。《华尔街日报》的伊丽莎白·伯恩斯坦说，这些伴侣"要比那些有着相同睡眠作息的伴侣矛盾更多，从事相同活动或进行认真交谈的时间更少，性爱次数也更少。"

睡眠与两性满足感之间的联系在男性和女性身上也表现不同。匹兹堡大学的一项研究发现，若是女性在一段关系中感到幸福，那么她们会睡得更好；而对男性来说，一夜好眠能够帮助他们提高两性关系中的幸福感。"女人对幸福感的高低非常敏感，因此在女性身上，能看到亲密关系的作用与睡眠之间的联系，"兰德智库的心理学家同时也是这项研究的合作者温迪·特罗克赛尔说，"而对于男性来说，睡眠有助于其保持良好的身体机能，进而影响到他们的两性关系。"特罗克赛尔的另一项研究发现，如果女性和她们的伴侣同步睡觉，那么她们就更有可能在第二天感到幸福。

当然，不想和伴侣同步睡觉可能会成为亲密关系失调的原因。对于那些想要同步上床却做不到的伴侣来说，有一个办法就是分开睡。特罗克赛尔认为，其中的关键就是"交流"。"一些伴侣出于绝望而分开睡，当其中一个人睡觉时，另一个人还没有上床，"她说，"他们之间失去了交流的机会。这时，另一半就会感觉自己被抛下了。"在这时，他们恐怕就不应该去咨询睡眠顾问，而应该直接去找婚姻治疗师了。睡前这段时间可以让我们变得非常充实，因为夫妻双方可以利用这段时间舒缓压力，并且彼此分享今天的见闻，这是亲密感的重要来源。特罗克赛尔的建议是"不要浪费睡前这段高质量的共处时光。"

"性"与睡眠

接下来，我们该谈论"性"了：伴侣同床共枕的最显著原因之一就是他们害怕成为无性夫妻。但另一方面，要是你没睡好觉，也会产生连锁反应，导致你的性生活减少。"如果伴侣中的一个人因为另一个人没睡好，这段关系就会出现憎恶、失望、争吵以及其他问题，"性专家尼基·兰塞姆－阿尔弗莱德说，"如果你可以做出让步解决这个问题，你们还能继续睡在一个床上，那当然非常好！但是，如果你只想要一片能够睡得安稳的空间，那么一定要在撤退到你自己的床上之前，找到能够维系你们两性关系中爱情、浪漫与亲密感的事。"

根据 2015 年的一项研究，不管你睡在那里，睡得久一些会让你更想做爱，至少对女性来说是这样的。研究者对女性睡眠时间进行测算，并与第二天她们对于性生活的期待程度做了对比研究。研究者发现每多睡一个小时，她们与伴侣进行各种性行为的可能性就增加了 14%。所以尽可能睡得好一些吧，尤其是你想要更多性生活的时候。

而对于男性来说，德雷塞尔大学和宾夕法尼亚大学 2010 年的一项研究发现，在那些在睡眠时伴有严重呼吸疾病的人当中，70%的人对于性生活的期待较低，有接近一半的人难以唤起性欲。尽管我们不能做出结论，说提高睡眠质量可以神奇地转化为较为健康的性生活，但是如果我们睡眠不足、筋疲力尽，那么性肯定不是我们脑海中第一位想做的事的，这一点显而易见。

当你遇到打呼噜的伴侣

阻碍你和别人同床共枕的另一障碍是伴侣发出的节奏均匀却足以摇动床铺的噪声，即"打鼾"。专家估算，有三分之一的成年人打鼾。并且随着年龄的增长，打鼾的可能性要大。据美国牙科睡眠医学学会的调查，有四分之一的调查对象反映，另一半的打鼾让他们生气、烦躁；20%的人被震天响的呼噜声搅扰到干脆离开床铺。40%的女性称打鼾让她离开了准伴侣，10%的男性和女性称打鼾曾毁掉过他们的一段恋情。

> 霍普忽然之间在黑暗之中大声嚷，宣称我的"呼噜"让她没法睡觉，并坚持要求我转过身去或者干脆离开……并且"看在上帝的面上"赐予她一些"平静"吧。她忽然之间的激烈爆发像洪水一样冲击着我的神经系统，调动肾上腺素、皮质醇和其他与压力有关的荷尔蒙……这之后，我也睡不着了，有时失眠会持续几个小时，有时更长。
>
> ——大卫·福斯特·华莱士，《遗忘》

和打鼾的人同睡的代价很大，让一个打鼾的人安静下来也很不容易。打鼾是因为呼吸道变窄，导致呼吸时呼吸道的软组织共振。"你打呼噜时，要用更多的力气去呼吸。"M. 萨万夫·巴德尔说，"对普通内科医生来说，打鼾就像是一次发热，它告诉你身体在发生着某些事，但是没告诉你发生了什么事。"据美国睡眠呼吸暂停协会的观点，美国的 9 000 万名打鼾者中，一半人都患有阻塞性睡眠呼吸暂停的症状。

对于剩下的 4 500 万没有睡眠呼吸暂停症状的人来说，有一些方法值得尝试，包括改变睡姿等。巴德尔发现，从药店买来的睡眠枕和止鼾贴片起不到什么作用，更有效的方法是戒掉你睡前喝酒的习惯（酒精会造成你喉咙的肌肉松弛，让你在晚上难以打开呼吸道），睡觉时打开加湿器（在你打鼾是阻塞性或过敏性的时尤其见效），以及减肥（你多余的脂肪也会令喉咙组织增厚，造成气道阻塞）。这些方法都有一个共同点：打鼾与我们生活的某些习惯有关联，我们多多少少要有所节制。

如果你不能让自己的鼾声停下来，那么可以尝试应对打鼾的方式。怎么做呢？把听鼾声当作一种催眠术。"大多数人喜欢听着海浪声睡觉，"《睡掉你的脂肪》的共同作者乔伊·玛蒂娜说，"打呼噜声也像海浪声一样。所以通过这种催眠术，你可以给别人这样的暗示，每当他们听到伴侣在打呼噜时，都能安抚他们，让他们睡得更深。"把对方想象成一台制造白噪声的机器（尽管这台机器没有开关，也没有音量按钮）。

当然，我们可以用隔音耳塞和降噪耳机。如果这也不行，你还可以诉诸唯一一个能保证让你不被伴侣的呼噜吵醒的方法：分房睡。2014 年，《赫芬顿邮报》的记者雅夏纳·沙阿向脸书用户提问："怎么解决另一半打呼噜的问题？"我们惊讶于选择分房睡的伴侣的数量："这是创造一段长久而幸福的婚姻的新方法。"金赛·克丽斯坦森写道，"你整晚睁着眼睛听着丈夫像麋鹿叫一样打呼噜，无法睡个整觉，第二天你会感到异常焦虑、头疼欲裂。这是我们社会中'最后的禁地'。我们羞于承认，因为这会让别人觉得你的婚姻有问题。"正如杰米·格雷科所说：因对方打鼾太吵导致睡不着，将这作为分房睡的一个标志，相当于避免让你的婚姻遭遇危机……如果你们被迫分房睡，也不要忘记性生活，要不然你们会遭遇比打鼾更严重的问题。

我们也应该经常或者偶尔更新下观念，改变对夫妻分开睡的偏见。早在 1950 年的情景喜剧中，夫妻双方在说一句朴素的"晚安，亲爱的"，彼此亲吻对方的脸颊后，就回到单人床上休息。可能是时候重新强调一下，"在别处睡觉"这个词不是指"到处风流"，而是指我们按照自身的需求选择睡觉的地点。

第九章
好好睡觉的法宝

很久以前，我们就开始与睡眠做斗争，因此我们积累了不计其数的智慧来应对。这些技巧和方法一代代流传下来，多到我们甚至可以把在过去十年不断从科学研究的新成果中习得的睡眠建议，放在规模相当的图书馆里（或是内存量很大的拇指驱动器里）。

没有一个助眠良方是适合所有人的。睡眠不足的原因各不相同，并且都受到他们的生活与周遭环境的影响。随着时间的推移，每人的状况都在发生着变化。尽管如此，对于那些想要提高睡眠质量的人来说，从已经经过科学证实的、可以普遍适用的良好睡眠习惯入手是可行的。

光线强弱与睡眠

为了能睡一个好觉，我们应该将光线减弱到最小，让暗夜覆盖我们。就像我之前所讨论的，光会抑制褪黑素的产生，而褪黑素是提醒我们睡觉的信号。因此，我们应该做出改变，在你爬上床之前就关掉灯，在卧室营造出祥和、安静、昏暗的氛围，包裹着你沉沉睡去。美国国家睡眠基金会建议我们在卧室使用低瓦数的白炽灯。宾夕法尼亚大学的马蒂亚斯·巴斯那认同这一建议。"在准备睡觉时把卫生间的灯关掉，把走道的灯打开，"他告诉我，"卫生间的镜灯过于明亮，会抑制褪黑素的分泌。此外，睡前要把灯都关上，在晚间尽量不要让自己接触到电视、电子阅读器等设备发出的明亮灯光。"

现在很多灯泡公司都在经历一种转型，比如佛罗里达的照明科学集团公司，它们都在尝试设计一种灯泡去适应人体生物钟的节律，而不是对生物钟起到干扰作用。

蓝光对睡眠的影响

我们都知道，周遭无处不在的电子产品所释放的蓝光非常擅长抑制褪黑素的分泌，进而对我们的睡眠起到极其不良的影响。托马斯杰斐逊大学生理节律专家和精神学家乔治·布雷纳德认为，在睡前使用发射蓝光的设备，就相当于"一种警报刺激以损害你的身体机能为代价，达到晚睡的目的，当你关掉这些设备时，并不意味着警报带来的刺激马上消失了，潜在的刺激还在发挥着作用"。

加州大学洛杉矶分校的精神病学临床教授丹·西格尔认为，当我们无视这一事实，就会形成一种恶性循环："当你的眼睛接受到这些物体发出的光束，基本上就是在告诉你的大脑，'保持清醒，还没有到睡觉的时间'。所以现在 10 点了，11 点了，半夜了——你现在应该查看邮件，你现在应该查看消息——这些光束告诉你大脑的是，'别分泌褪黑素，还没到睡觉的时间呢'。12 : 30 了，1 点了，你还醒着，应该趁清醒时多查看一些邮件，为什么不多工作一会呢？现在，当你躺上床已经凌晨 1 点了，而你第二天早上 6 点还要起床上班，只有 5 小时的睡眠时间了。"听起来是不是很熟悉？

问题是我们与电子产品的关系还处在蜜月期，彼此之间无法割舍——我们处于这样的阶段，无法抛下电子产品待上几个小时或者单独去度个假。实际上，2015 年的一项研究显示，71% 的美国人睡觉时会把手机放在身边。我们应该想想手机发出的光，尤其是蓝光，就像是抗睡眠药物或兴奋剂一样，而这类药物我们中很少有人想要在睡前使用，尤其是当我们中很多人还在服用安眠药或者其他助眠药物、无比渴望多睡一会的时候。现在也出现了一些新科技手段来解决这个问题，比如说 f.lux 软件可以降低蓝光对我们的影响，我在本书中会讲到这点。但当前，在睡前至少半小时将手机送出卧室仍然是最好的选择。

不仅仅电子屏幕是睡眠的潜在杀手，电子屏幕上的内容也是潜在问题。格拉斯哥大学的睡眠专家希瑟·克莱兰德·伍德共同参与了一项"社交媒体如何影响青少年"的研究。她质问说，"如果我们都生活在社交媒体上，还秉持着昼夜不停、全年无休的社交文化，我们养育的孩子能够获得有质量的睡眠吗？"她和她的团队通过观察青少年的社交媒体行为、他们在社交媒体中的"情感投入"与心理健康（包括抑郁和焦虑史），阐明了这一问题的答案，睡眠都会对这些事产生重要影响。

被调查者说，在社交媒体生活上投注自己最大精力会导致睡眠质量差的问题，还会导致焦虑感和压力感增强、自尊心受挫。伍德并不建议父母强迫他们的孩子马上戒掉社交媒体成瘾习惯，而是倾向于帮助他们彻底想清楚该怎样对待社交媒体。

睡眠的理想温度

此外，温度对睡眠也有影响。根据法国里尔睡眠诊所的研究者所说，睡眠的理想温度是 60 华氏度到 65 华氏度。美国国家睡眠基金会推荐的理想睡眠温度是 65 华氏度，并且称 75 华氏度以上或者 54 华氏度以下都会给人的睡眠造成干扰。正如这项法国研究所证实的，我们的体温就像生物钟周期一样也存在周期：我们的体温会在夜间降低，然后在睡醒前几个小时降到最低，随后在接近早晨时上升。

就像美国国家睡眠基金会的环境学者纳塔莉亚·道托维奇所说，体温的细微降低能激发我们的大脑释放睡眠信号："较低的卧室温度是让你睡个好觉的关键因素。清新的空气和放松的心情也与睡眠呈正相关关系。当你身处放松舒适的状态时，更容易产生困意。"

运动与睡眠的关系

如果我们在生活中经常进行体育运动，也会睡得好一些。2014年佐治亚大学研究发现，睡眠问题与心肺健康息息相关。"坚持运动不一定治愈睡眠疾病，"研究的主要作者罗德尼·帝希曼说，"但它可以降低患睡眠疾病的概率。"最近我也发现，要是白天从事骑车、爬山、走路或瑜伽等运动，我就更容易放松自己，然后进入梦乡。

事实上，许多科学研究都证明了运动与睡眠的直接关系。贝拉明大学和俄勒冈州立大学的一项研究发现，日常的体育运动可以充当提高睡眠质量的非药物选择。这种方法适用于对那些能基本达到建议标准、每周适量运动150分钟的人群。宾夕法尼亚大学的研究者还指出，每天走路运动的人群睡得更好。该研究的主要作者迈克尔·格兰德纳称，"走路的效果要比一些目的性强的运动更有效，比如跑步、瑜伽甚至是从事园艺活动和打高尔夫球。"这也就是说，动动你的身体！哪怕你这一天忙到脚不落地，试着绕点路走到地铁站，或是别乘电梯，改成走楼梯，或是把车停在停车场较远的位置。当然要是你可以做到的话，也可以开一场步行会议。

对我们中的大多数人来说，睡觉和运动就像是两个相互排斥的选项。如果我们想要睡觉，那么设个早起的闹钟去健身房就像是密谋反对"睡觉大业"一样；如果我们想要腾出晚上的时间锻炼的话，就会牺牲一个小时的睡眠时间去迁就这件事。这种思维方式我们很多人都有，这种二选一的自我协商的想法我们都有过。问题的关键在于要让运动成为一种习惯。你与其某一天尝试偶尔进行一段长时间的运动（这要求我们把大量的时间投入其中），不如一周至少五天，每天运动 20~30 分钟。"睡眠或运动，当你只能保证其中一个时间充足，"梅奥诊所的爱德华·拉斯科夫斯基说，"这种情况十分危险。"

如果运动的效果不明显的话，你也别气馁。美国西北大学 2013 年的一项研究发现，运动能够将睡眠时间延长约 45 分钟，但在 4 个月以后它才能发挥其全部功效。运动与睡眠互相助益。研究者也发现，经历一晚较差的睡眠后，实验参加者的运动效果不佳；相反，一夜好眠之后，实验参加者的运动效果良好。

那么什么时候运动合适呢？睡眠前运动是否不好呢？问题的答案是，运动对睡眠与整体健康都有益，因此我们应当尽可能找机会去运动。"运动的时机可以在游泳池的绕圈泳道开放的时候，或者当你的网球伙伴有时间的时候，或是当你能从暂时从工作中脱离片刻的时候。"肯塔基大学的芭芭拉·菲利普斯说道。

健康饮食与睡眠

所以我们能通过调节饮食让自己睡得更好吗？不一定。但是我们吃得不好，就一定睡不好。就拿食物和饮料来说吧，相比我们应该吃什么，了解我们不应该吃什么更加重要。在健康睡眠的饮食当中，存在一个明显而又普遍的阻碍，那就是白天摄入过多的咖啡因和糖，会导致我们整晚陷入疲惫而焦虑的状态。

"在我喝咖啡之前，别和我说话"几乎已经成为美国人的老生常谈，睡眼惺忪的男男女女从床上爬起来小声嘟囔着这句话，然后开始奋斗的一天。咖啡因——早间咖啡的主要组成部分——是让我们清醒过来或者拯救日间生活的"兴奋剂"，但是在下午晚些时候或是晚上喝咖啡却严重影响着我们的睡眠。

大多数人都明白不应在晚饭后喝咖啡，但实际上咖啡因对我们身体影响的时间之长超乎我们的想象。位于密歇根州底特律市的美国韦恩州立大学和亨利福特医院 2013 年的一项研究推断，哪怕在睡前 6 个小时饮用咖啡，咖啡因也会令睡眠时间减少 1 小时。"咖啡因摄入给睡眠带来干扰的风险被一般人群和医生所低估。"研究者得出这样的结论。换句话说，在傍晚到来之前，你就不要再喝咖啡了。

什么样的饮品可以帮助我们睡眠？一杯热牛奶？没有任何研究显示喝牛奶与睡眠之间存在必然联系，但是如果睡前喝一杯热牛奶能让你更放松（这也许和你的童年记忆有关），那么就尽量去喝吧。那些不喜欢喝牛奶的人可以尝试杏仁奶或椰奶，或是一杯舒缓身心的洋甘菊茶。任何能让你舒缓身心的饮品都可以帮助你入睡（前提是不含糖的饮品）。

另外，牛奶可以给我们提供钙元素，以及伴随钙元素的镁元素和维生素 B，这些元素也会对睡眠调节产生影响（缺钙有时与睡眠问题有关）。所以，即便包含钙元素的食物不能让我们进入梦乡，但是这些食物中的营养物质为睡眠提供了必要的基础条件。同样，这些食物中也包含丰富的镁元素（坚果、种子类食物、绿叶菜类和香蕉）、维生素 B6（鱼类、豆类和家禽），以及色氨酸（鹰嘴豆、海带、蛋白、南瓜子、比目鱼以及最有名的火鸡等食物中含有的一种氨基酸）。还有一种可以帮助我们睡眠的食物，那就是富含褪黑素的樱桃。2014 年路易斯安那州立大学的一项研究发现，被试者如果在两周内每两天喝一杯酸樱桃汁，他们将比那些饮用安慰剂的被试者平均每晚多睡 85 分钟。

我们在睡前不应该进食吗？这种传统观念是正确的，尤其当你被胃酸倒流所困扰时。这种病症折磨着 40% 的美国人，它是受现代工作节奏影响而出现的一种典型病症。专攻胃酸倒流病症研究的杰米·考夫曼博士说："在过去 20 年里，我注意到我的患者吃晚饭时间越来越晚。下班后的晚餐本来就因为工作时间的延长而被迫延迟，经常会因为购物和运动等活动变得更晚。"她将"早些吃饭"作为避免胃酸倒流的"唯一关键干预手段"。这种干预手段在她很多病人身上效果明显，而且能够减轻睡眠呼吸暂停的症状。

因为我们要花两三个小时去消化食物，所以哪怕是那些没有胃酸倒流症状的人也应该调整他们的吃饭时间。加州大学洛杉矶分校的精神病学教授克里斯托弗·科尔韦尔说，吃饭吃得晚或者没有规律会打破我们的生理节律，进而影响我们的生物钟："我们总有一种错觉，就是总能轻轻松松在任何时间工作或者吃饭，但是我们的生理系统……是根据昼夜节律运作的。

每当我要在晚上完成一项工作，通过吃东西寻求能量时，我就会深切了解身体那一刻的感受——我的身体无比渴望睡觉，我总是半夜醒来，身体脱水，像灌了铅一样。当然，每个人的感受都是不同的，因此我们要像科学家一样研究我们自身，观察、分析并且实践出一套最有助于睡眠的方法。这个过程也很有趣。

我们最好在睡前也避免食用辛辣的食物，它会引起烧心和肿胀。澳大利亚研究者发现，在睡前食用了塔巴斯科辣椒酱和芥末的被试者，他们入睡的时间更长，睡眠时间更短。研究者还发现，被试者在使用辛辣食物以后体温升高，这也是睡眠质量下降的原因之一。食用脂肪含量过高的食物也是睡眠问题的诱因之一。研究者发现，那些食用高脂肪食物的小白鼠，更容易睡眠中断。这会导致人们睡得更多，而且他们总是在白天补觉。此外，研究者找到了高脂肪饮食与白天感到困倦之间的联系，超重或肥胖人群身上常常会发生这种情况。

了解事物与睡眠之间的联系就意味着我们要吞下一些难以接受的"事实"（无咖啡因咖啡、口感无刺激、低脂肪的食品）。《赫芬顿邮报》健康栏目编辑、圣莫尼卡健康中心的帕特里夏·菲茨杰拉德告诉我说，"在过去二十年的行医过程中，我的患者们的第一嗜好就是在深夜吃冰激凌，而且非它莫属"。她建议我们不要在睡前吃冰激凌，糖也一样。

虽然现有科学研究还不够充分，但是我可以现身说法告诉你——不要在睡前吃过多的盐，也不要看恐怖电影。我记得有一次，那时我的两个女儿一个快8岁，一个快6岁了，她们抱着一大袋爆米花看《捉鬼敢死队》电影——这是一部成年人看的电影，但是我发现孩子们也在看这部电影。这一夜过得并不愉快；过了午夜我们才把她们哄睡着。从你为人父母的那一刻起，就应将含盐量高的食物和恐怖电影马上从睡前清单中划去。

睡前来杯酒？

在你通往睡眠的旅途上还存在着对它的另一个误解，那就是睡前饮酒。很多人都相信睡前喝点儿小酒可以助眠，而且包括温斯顿·丘吉尔、詹姆斯·邦德等权威人士也为这种睡前仪式背书过。人们不明白喝过酒后他们身体中会发生什么。根据 2015 年墨尔本大学的一项研究，酒精在一开始确实能发挥镇定作用。但是在夜里，它会改变它的忠诚，表现出睡眠破坏者的本质。"这里我们得出重要的信息是，酒精实际上不属于好的睡眠药物，哪怕它看起来好像可以帮助你迅速进入梦乡，"研究作者克里斯蒂安·尼古拉斯说，"事实上，你的睡眠质量发生了巨大变化，而且是变差了。"伦敦睡眠中心的研究证实了这一点，他们发现"不管喝多喝少，酒精会巩固人们前半夜的睡眠，扰乱人们后半夜的睡眠"。

我们每个人对于酒精的反应不尽相同，但就拿我来说，半夜醒来口干舌燥让我意识到睡前喝酒令我的身体吃不消。再强调一次，最关键的是我们要找到适合自己的方式。

针灸和草本治疗

针灸与安眠药一样历史悠久，而且当代科学证实了为医生和患者所熟知的针灸疗法对治疗有效。埃默里大学的一项研究综述总结分析了30项治疗失眠的研究，其中93%的研究都发现针灸对治疗失眠有积极作用。此外，一些研究发现对关节的针灸（在耳朵上施诊）效果尤其明显。另外一项研究是在北京大学进行的，他们发现针灸能产生和药物治疗一样的效果。究竟为什么针灸能缓解失眠症状？多伦多成瘾与心理健康中心的研究者发现，针灸能够提高晚间褪黑素的分泌，并起到减缓焦虑的作用。

针灸医师珍妮特·赞德告诉我，"在传统的中医理论中，我们把睡眠当作阴——休养生息——这对于修复身体至关重要。也就是说，睡眠危机的诱因之一过度刺激"被视为多余的'阳'——会导致上火或者炎症。"在她的治疗过程中，帕特丽夏·菲茨杰拉德发现"为患者特定睡眠问题量身打造的，包括针灸、中药方剂、圣罗勒或者镁片等营养品在内的治疗方案会带来令人意外的治疗效果，而且不会产生副作用。"要是在家的话，她推荐指压疗发——在脚后跟、脚踝和手腕处按压的同时深呼吸，可以起到助眠效果。

可以助眠的最有名的草药之一就是薰衣草，许多年来我们一直用它治疗和助眠。早在1世纪，希腊医生迪奥斯科里季斯就记录了薰衣草许多药用疗效。这种草药也是希腊和罗马沐浴时的主要香料，在古埃及它也经常被当作香料使用。现在，科学证据证明了古人所熟知的事。泰国一项研究发现，薰衣草的味道能通过减慢心率、降低血压以及降低皮肤温度来帮助我们放松。还有研究发现，在一个充满薰衣草香的屋子里睡觉，或是薰衣草精油洒在睡衣、枕头上，睡眠质量就会提高。在德国，薰衣草茶被美国食品药品监督管理局认定为治疗失眠的药物。

那些想要通过草药助眠的人（尤其是那些不想再依赖安眠药的人）拥有很多可以考虑的选择。比如说缬草根就是一种天然的镇静剂，这种草药可以追溯到古希腊，希波克拉底早在公元前 4 世纪就开始把它用于治疗。近些年，它的功效被研究证实。除了缬根草，弗兰克·李普曼博士提出有一些营养品也可以改善睡眠，包括伽马氨基丁酸，也可以叫 GABA（一种自然产生的物质，它可以减缓脑活动）和茶氨酸（一种在绿茶叶子中发现的氨基酸，可以激发轻松感的脑电波）。

室内设计师迈克尔·史密斯人生中的大部分时间都是在飞机上度过的。他告诉我，他会在晚上睡觉穿的 T 恤上喷洒橘子精油。他发现这种香气可以镇定大脑，而且有加湿功效。这里的经验告诉我们，重要的是去实验。事实上当你谨慎地采取行动，就意味着你有可能去做这件事。

情绪和睡眠

造成失眠症最常见的非医学原因就是压力和焦虑，或是过度兴奋状态。下面是宾州州立大学、雅典大学和马德里自治大学的一项联合研究对那些长期受失眠困扰的人的描述。

他们在处理压力和冲突时总是倾向于将其内化为情感，这导致"情绪唤起"。在睡觉的时候，他们常为了健康、工作、个人事务、死亡等一系列的事感到紧张、焦虑和反复斟酌。"情绪唤起"导致"生理唤醒"，他们面临难以入睡或是醒来之后再也睡不着等问题。因此，他们开始产生"害怕失眠"的想法，这更加强化了他们的"情绪唤起"，于是失眠症开始长期困扰他们。

简单点说，那些睡不着的人是因为过于紧张，紧张让他们更加难以入睡，而难以入睡又成为另一件让他们紧张的事。对于那些陷于"前一晚失眠、第二天又昏昏沉沉"的旋涡中的人来说——有时在生命中的某一节点我们也是这其中的一员——所有能够帮助我们解压的事都可以打破这个怪圈。

正如"正念减压"的创立者乔·卡巴-金所说，"如果你睡眠困难，那么可能是身体想要告诉你，你当下正在以怎样的姿态生活着。既然它牵动着你全部身心系统，那么你应该听听它的声音"。常常它想要告诉我们的是，我们对生活放任自流，兵来将挡、水来土掩，从来没有停下来给身体充个电——这排山倒海的压力让我们在夜晚无法平静。

有一件令我们无法安眠的事，那就是担心永远也不能完成的任务清单。我们躺在床上，想着今天白天没有做的事明天都要补上，于是我们的大脑一直不得安宁。每到这种时候，我总是告诉自己几个字："冷静一点儿"，南加州大学老年病学教授詹妮弗·埃尔谢告诉我，"如果我们不能放缓思虑，将大脑从每天经历的压力与焦虑中解脱出来，那我们几乎不可能获得放松的睡眠。每个人采取的方式不尽相同，瑜伽或者冥想是个好的选择。"气功也很有效，古代中国身体体式与调息方法能帮助我们为睡眠做好准备。

我的床边贴着拉尔夫·沃尔多·爱默生的一句话："你已经做了你能做的一切——就算你有一些失误和荒唐，尽你所能忘掉它们吧，明天就是崭新的一天美妙、平和地开始吧。不要给自己太大压力，不要被陈词滥调所束缚。"

还有一种方法我们可以在每天结束时练习，乔伊·哈伯德称之为"清空大脑"。在你上床前，把所有你想到需要做的事都写下来。通过这种方法清空你的大脑，以此确保你在晚上不会想起这些事项——你的待办事项都在第二天早上等着你。

当我们走进卧室门的那一刻，应当是这一天画上句号的象征性时刻，所有的问题、所有没完成的工作都被关在门外。我们第二天早上醒来的时候，将会有大把的时间重新回到工作中，应对挑战，精力充沛，力量满满。我将入睡的过程看作一种神圣的仪式。在上床前，我会洗个泻利盐热水浴，还会在旁边点支蜡烛——如果我正在为某事焦虑或忧心，就会延长洗澡的时间。我不会像往常一样穿着运动装上床（想象下它给我们脑海中传达的混杂着"工作"的信号），而是会穿着睡衣或睡裙，哪怕是睡觉专用的T恤衫。我偶尔也想在睡前来点儿热饮，比如一杯洋甘菊茶或薰衣草茶。想象每一步你做的准备工作都是在帮你消除白天难以消除的焦虑感。

当我真的难以入睡时，或者半夜醒来脑袋中充斥着杂念的时候，冥想是个好办法。我不再为半夜睡不着而紧张，也不再为第二天的疲惫而担心，相反，我把多余的枕头放在身下，以不同的方式来看待这段时间，把它当作练习冥想的好机会。如果我在深夜醒来，我就会告诉自己，就在此刻，很多狂热的冥想导师就在此时醒来，然后进行两三个小时的冥想。冥想练习可以带走失眠的焦虑，让我对它多一份感激。把失眠问题转化为冥想仪式，让我在没有"截止日期"或者其他令我分神的事物的情况下更深入自己的灵魂，我既获得了更深层的冥想体验，而且会"不小心"在某一刻迷迷糊糊地睡去。

马可·奥勒留在《沉思录》中写道，这是一场我们每个人都可以经历的旅途："人们都在寻求退隐之地，在乡村，在海边，在山间，不管什么时候，只要你想要退隐，你都可以这样做。但是一个人不可能找到一块比他的心灵更平静、更无忧无虑的净土了……故而，要给你内心留出这片永恒的净土，革新图强。"既然我们知道在当下繁忙的时代，退隐到心灵深处越来越难，因此在夜深人静时刻的退隐——不管是通过睡觉还是冥想——这种对内心的重新审视都显得弥足珍贵。

另外一个缓解方法是我的大女儿一直使用的，那就是在睡前写下你的"感恩清单"。我发现这可以让大脑专注于生活中的积极事件（不管这件事是大是小），而非专注于那张永远也完成不了的待办清单。对于我们所有人来说，每天既有好事就也有挫败，但是当我们躺在枕头上的那一刻，挫折与压力常常成了脑海中的重心——它们是打扮得花枝招展、招蜂惹蝶、抢占注意力的舞台"女主角"，忽视舞台经理对它们下台的请求。如果我们不能阻止它们，它们会把这个舞台和它们一起拉入深渊。一张感恩清单——不管是写在笔记本上、大声朗读出来，还是默背出来——都可以挫伤它们的锐气，调转聚光灯，确保成就感成为这一夜的主题。

价值数十亿美元的私募股权基金水滨基金的创始人吉姆·戈登独创了一个以感恩之心为基础的睡前仪式，这比安眠药还好用（而且没有任何副作用）。他告诉我，当他半夜醒来无法再入睡时，他就开始细数他的成就——毫不夸张地说，连他儿孙们能够越过篱笆也算在内。当他向作为心理学家的女儿讲述这些时，女儿告诉他这听起来像传统的认知行为疗法，但他是自己悟到这些的。

科学研究清晰地告诉我们：冥想和睡眠是一对绝佳的睡眠伴侣。2009 年斯坦福大学的研究发现，6 周的正念冥想课程，可以帮助入睡困难的人把入睡速度提高一倍，由原来的 30 分钟变成 15 分钟。

理查德·戴维森是威斯康星大学的神经学家，他致力于研究冥想与脑科学之间的关系。他说，友好与感恩等情感可以帮助我们入睡，因为这些情感对大脑有镇静作用，能减少不安情绪。因而，他将这种感情应用于现实生活。"我常在睡前进行一段短时间的冥想，那时我会对一天的生活进行反省，感激能够让我去帮助别人，以及让我发挥作用的机会。"他告诉我说，"当我醒来后，我也会思考，在今天日程安排的各种会议与事件中，我怎样尽最大的努力为他人服务。"如果老是想着会成为睡眠的障碍，那么有什么比想想那些令你感激的事更能让你轻松入睡的吗？

马修·里卡德是一位法国修士，也是一名分子遗传学家。他被视作"世界上最幸福的人"，这个结论基于一项神经实验，他大脑

中的 γ 波显示出与众不同的特性。马修·里卡德说，"那些退回到清静之地冥想的人并不是什么也不做，他们在不断地训练自己的大脑，但是那里没有'嘈杂'，没有需要去清理的垃圾，没有需要被治愈的压力，也没有需要去改变的混乱。这就意味着，睡眠过程中需要做的修复工作很少，并且冥想者的睡眠质量更高。"

下面是克拉克·史川德对其冥想经历的描述，他之前当过僧侣，也是《无导师冥想》一书的作者："睡觉时我会这样放逐自己的思虑与担忧——就像是从全世界都认为非常重要的事当中穿越出去……就像是在发现没什么能够影响我以及我现在需要什么……暂时离开生活的游戏场……就像是在死海上漂浮着，感受不到自己的重量，只是仰望着空旷的天空。"

1976 年，在拿下美国收视率第一的电视剧《玛丽·泰勒·摩尔秀》中，玛丽的老板劳·格兰特担心玛丽会对安眠药上瘾，于是他把安眠药都倒进下水道里了。玛丽哭着说，"我现在再也睡不着了！"劳指导玛丽坐在沙发上，告诉她："深呼吸，就像你睡着了一样。在你有睡意之前，你就会睡着了。"她试着去做，果然睡着了。她睡得很好，劳的胳膊环绕在她肩膀上，夹在沙发和打着呼噜的玛丽中间。他不敢动，担心会吵醒玛丽。劳知道他此刻在做什么。

深呼吸是我最爱的"睡眠绝杀"方法。在深呼吸时数数是我失眠用过的技巧之一。其中有一个版本，是安德鲁·韦尔博士推广的一种叫"4-7-8"的方法，它源自古印度一种调息方法。我偏爱它的朴素简洁：你从鼻腔安静地吸一口气，数 4 下；然后屏住气息，数7 下；最后从口中呼气，发出呼呼声音，再数 8 下。韦尔说，通过勤加练习养成习惯，这种方法可以让你在1分钟内睡着——要知道所有能帮助你入睡的方法都值得一试。即使它不能马上令你进入梦乡，依然可以令你感到平静和放松——它是睡眠的先遣部队，这种方法同样也可以在白天帮助你舒缓压力。如果你倾向于接受视觉线索，你可以试试精神病学家布伦特·门宁格的推荐："想象出一幅可以激发平静心情的画面，比如蒙娜丽莎……在你呼吸时，可以运用'微笑放松反应'。当你吸气时想象出一幅平静的画面；当你呼气时，注意微笑。将平静吸入身体，用微笑的姿态去呼气……随着你的微笑，松弛的嘴唇会轻轻上扬，松弛的下颌和眼睛也随之变得温和放松。然后微笑传遍你的面部，头皮和颈部放松了，你的肩膀向下沉。"当然，锻炼你的辨识力，选择一幅表情放松的画面来进行模仿也非常重要。（请避开爱德华·蒙克《呐喊》这样的画，不然你不仅睡不着，还会吵醒邻居。）

我发现，最绝妙的睡眠技巧之一源自格拉斯哥大学研究者的一项研究。受到失眠困扰的被试者被分为两组：一组被告知按照他们的日常习惯睡眠，另一组被告知要故意保持清醒（而且他们不能起床，也不能打开电视和电脑）。被告知保持清醒这一组，就是运用了"矛盾疗法"，他们"因睡眠而产生的吃力感与焦虑感都大大降低，"研究者写道科林·埃斯皮，"患者意识到他们想要努力不睡时，反而感到更困了，这就是一般人群的睡眠感受——那些睡得很好的人没有强迫自己去睡觉。"科林说。"矛盾意象"疗法为焦虑到引发失眠症的患者重新建立起一种被一般睡眠者持有的不屑态度。这让我想到《欢乐满人间》的电视剧里，孩子们想要熬夜玩耍，这时玛

第九章　好好睡觉的法宝

185

丽给他们唱歌，"睁开眼睛，不要睡着……/ 你并不像你看起来那么困。/ 睁开眼睛，不要打盹，不要进入梦乡"……很快，孩子们就被哄睡着了。

冥想与睡眠

我并不是一位睡眠专家，但是我们都在通过自身的睡眠模式进行纵向研究。关键在于，我们不要被卷入生活日复一日的潮汐涨落中去，从而忘记回望，去寻找模型，分离变量，搞清楚充满奥秘的人生旅程，然后做出调整。这就是我的法宝。对我来说，改善与睡眠之间的关系，意味着首先要接受这一天已经结束的现实。我喜欢"宁静"这个概念。社会学家克里斯蒂娜·卡特说，"我们觉得一天的时间不能完成所有的事情，因此需要更多的时间时，其实我们需要的不是更多的时间，而是更多的宁静。"

在我生命中的大多数时间，我从没把"宁静"这个词与"空白"以外的事联系在一起——噪声的空白，人群的空白，行为的空白。实际上，还有另一种方式可以让我去理解宁静——它就像一种力量，像是一种已经存在的事物，好像它的力量强大到足以毁灭那些所有消耗着我们的焦虑与恐惧，最后给我们留下生命的精髓、从容与优雅。

我发现当我不再浪费精力、不再消耗夜晚的时间放纵思绪喋喋不休时，我就更容易进入深睡眠，进而在第二天早上也更有精力和热情去应对不可逃避的挑战。

宁静——可以"叫暂停"和联结深层自我的能力——是一种能够学习和培养的技能。况且当这个世界在以疯狂的速度向我们驰来时，这种能力更加重要。因此对我来说，要学会与宁静共处，不要理会外界源源不断的刺激是接纳睡眠的先决条件。

我向往的宁静，以及随之而来的健康睡眠，永远不会在一夜之间唾手可得。一旦我明白了我想要在生命中做出的改变，就需要为到达目标一步步迈进，不断努力（好吧，几乎是每个夜晚）。而且不管你此时的年纪多大，也不管你曾经在多少个夜里辗转反侧，迈向正确的方向、回归自然的睡眠和轻松状态，永远都不算晚，每个夜晚都是开始改变的最新时机。

因此我尝试各种冥想，进行呼吸练习观察效果并做出调整。我试着从一个每晚轻易抓狂的外行转变成睡眠专家。根据《成为专家》一书的作者斯蒂夫·帕里斯菲尔德的观点，当我们成为内行，事情就变得简单多了。"它会改变我们起床的时间，改变我们上床的时间，"他写道，"它改变我们做什么与不做什么，改变我们从事的活动，以及我们持有的态度。它改变我们读什么、吃什么，改变我们的形体。当我们还是外行时，我们的人生就像是闹剧，拒绝接受生活，总是心烦意乱，同时，我们的生活还充满着笑点和痛苦的、令人心碎的空虚。"

就我自己来说，从睡眠外行成为睡眠专家意味着要尝试很多事，并观察其结果。下面就是我做过的尝试。如果有一些能够打动你的，你大可以尝试一下，把有用的留下，把没用的丢掉。你可能会觉得某个方法多老套、多简单，这都不重要，重要的是这种方法是否可以帮你获得一夜好眠。

我曾经常想象一个画面，那是一片平静的湖水。我把脑海中出现的所有思绪、忧虑或担心都想象为石头，把它们投入湖中。它们可能会激起一两片涟漪，但是很快湖面又恢复了往日的平滑和安静。当更多的思绪、担忧或恐惧出现时，我就会把它们都当成石头扔进湖里，然后看湖面恢复自然的宁静。

另一个对我有用的方法是"有意识呼吸"——利用呼吸让自己慢下来，放松身体的紧张部位。在一呼一吸之间，紧张的情绪逐渐得到释放，就像呼吸在给我们由内而外做按摩一样，缓解白天积压在内心的压力。准备上床时，我们可以训练自己不要像封闭、紧握的拳头一样看待自己，而是像透软而放松、在襁褓中熟睡的婴儿一样善待自己。

我们可以通过呼吸去放松。通往睡眠之路的另一种方法是，在呼吸的时候专注于爱、优雅、平和与愉悦。放松双眼，松弛下颌，放松肩膀，好像自己身处空气的包裹中。想象自己乘一只竹筏漂浮在密西西比河上，或是仰卧在平静的海上，相信温柔的海浪能把你带到安全的地方。

还有一种方法可能显得有些病态，但是一直以来对我都很管用。当忧虑令我无法入睡的时候，我会想象某一刻我将走向死亡。看了史蒂夫·乔布斯 2005 年在斯坦福大学的毕业演讲后，我第一次尝试这种方法。"所有的一切——所有外界的期待，所有的荣耀，所有困顿和失败——这些事情都会随着死亡的到来而消逝，而留下的是真正重要的东西，"他说，"记住你早晚会死去，这是避免你落入患得患失陷阱的最好方式。你已经一无所有了，没有理由再让你违背自己的内心了。"确实也没什么理由阻止你平静地入睡——如果人世的忧虑终将消逝，你也没有理由让这些忧虑在夜晚伴随你。

死亡这件事令人产生深深的恐惧，为了逃避死亡人们不惜付出任何代价，这也影响人们每晚不想交出对生命意识的控制去睡觉。《美国生活》的主持人艾拉·格拉斯这样描写对睡眠的恐惧——它们的正式称呼是"睡眠恐惧""睡觉恐惧"或"上床恐惧症"："我在晚上还睁着眼，害怕睡，因为睡觉和死亡没什么差别……你的灵魂出窍，不能移动，不能说话，不能思考，没有意志——没有意识。还有什么比这更恐怖的吗？"就像菲利普·拉金在诗歌《晨歌》中所说，当他在半夜醒来看到了这一切："令人不得安宁的死亡，每一天都会更近一步，/它让所有的思想灰飞烟灭，除了以何种方式/以及在何时何地我将会走向死亡。"

与它相反的观念（也是我热烈拥护的观点）被蒙田总结为："信奉死亡就是信奉自由。一个学习过怎样走向死亡的人，就会忘记怎样成为一个奴隶。"成为工作与社会地位的奴隶，让我们难以割舍白天的生活，并向睡眠妥协。

如果死亡这剂安眠药太重了，你可以找一个不会唤起你那么强烈紧张感的睡眠法宝，它向你的身体和大脑传达清晰的信号，告诉你是时候放松一下了。下面这些法宝，有些我曾经用过，有些是朋友告诉我的：一个老式音乐盒（有位朋友在旅途中带着一个小型的音乐盒；它播放着歌曲《平安夜》）；一个加重眼罩，还有淡淡的薰衣草香；一个绘有图画的特制的小型枕头，或是一句可以产生心流的话；一件舒适的睡衣或睡袍。

也许你的睡眠法宝是一幅能带给你平和安宁的照片，你可以把它放在床头柜上。它可能是孩子们的照片、宠物的照片或是一幅柔和的风景图——所有能够帮助你忘掉紧张的情绪，或者没能完成的工作的照片都可以。我的卧室里放着两幅高登公园的图，它们可以给我带来安宁感。其中一幅是一个小男孩躺在草丛中，他闭上眼睛，六月虫落在他的额头上；另一幅图片是在一片深邃的森林之中，一位母亲和孩子相隔不远一起走着。我卧室里还有一幅杰弗里·康利的摄影作品，一个身影站在无边的大海面前。这幅作品能够帮助我衡量对已经成为过去时的一天的重要性。

最后，我要重新强调两条对我的睡眠影响最大的方法：第一，在关灯 30 分钟前，把所有的电子设备从卧室里驱逐出境——手机就像是抗睡眠法宝；第二，如果你在床上折腾了 20 分钟都没睡着，可以试着做些别的事情或读一读与工作无关的书（比如小说、传记、诗集或精神类书籍。不可以使用平板电脑读书，它会释放出光，并且总是弹出未读邮件，试试纸质书或电子阅读器。）

睡衣与睡眠

那么，我们应该穿什么上床睡觉呢？最简单的答案就是，穿上让你觉得舒服、放松的衣服。时尚史学家同时也是费城德雷塞尔大学"福克斯历史服装收藏"的负责人克莱尔·邵罗向我介绍说，在大多数西方国家的历史上，人们只是简单穿着白天的内衣睡觉。但是，在文艺复兴时代到巴洛克时代的几个世纪中出现了转折点，富裕阶层开始区别白天和睡觉时穿的衣服。随着工业革命的演进，便宜的尼龙睡衣被棉质睡衣所代替。到了 20 世纪，为我们所熟知的睡衣越来越受欢迎。邵罗说，从 20 世纪 20 年代开始，"男性睡衣的款式大致相同，但是女性的睡衣随着流行发生变化"。哪怕在睡觉时，女性好像也难以抵制住流行的诱惑。

2010 年，《魅力》杂志的总编辛迪·莱夫邀请我加入"多睡觉"的新年计划。辛迪承认说，因为她要兼顾杂志的工作、两个孩子以及看电视的习惯，所以平均每晚睡 5 个小时。我们约定在接下来一个月的时间内要睡足觉——辛迪每晚睡 7 个半小时，我睡 8 小时。

结果我们发现，做一个"睡个好觉"的决定远比实践起来容易得多。我们必须断绝所有的诱惑——从乔恩·斯图尔特主持的节目到邮箱里的邮件。随着这一个月时间的流逝，我最爱的助眠法宝变成了可爱的粉色睡衣，这是辛迪送给我的礼物。穿上这件睡衣让我准备睡觉了——这种感觉比穿上纯棉 T 恤更强烈。当我穿上睡衣的时候，大脑自动进行了模式切换；这是如假包换的"睡觉专属衣服"，不要和"去健身的衣服"混淆。套上睡衣就是给身体一个信号：这一天的工作已经完成。

根据 2011 年的一项投票，74% 的美国人愿意穿睡袍或睡衣睡觉，8% 的人喜欢裸睡，还有一些人喜欢穿其他的衣服睡觉（希望不是他们工作时的衣服）。根据另外一项投票，裸睡的人群中有 57% 的人对与另一半的感情很满意。这项发现背后也有一定的科学根据。"当你和伴侣裸睡时，肌肤的接触会释放'感觉良好'的荷尔蒙（也就是催产素）"，精神治疗师、《自觉的父母》一书的作者弗兰·威尔菲什说。"你们可能会更多地做爱，我们都知道性高潮是自然力量对失眠的最好应对方法……比牛奶与安眠药有用得多。"而且还没有副作用。（如果从这个角度看，我猜困到睡着才是副作用。）

第十章
抽空小睡

　　我一直在思考一个问题，如果你出于各种各样的原因无法睡足要求的 7 个小时（比如孩子生病、自己感冒、时差、项目结项、深夜回家），那该怎么办呢？幸好，还有一个非常有效的补救方法：小睡一会儿。小睡是一个很方便又随时可以办得到的补救方式，让你可以享受到美国国家睡眠基金会所说的"愉悦的享受，短期的旅行"。

　　事实证明，哪怕是在我们晚上睡得很好的情况下，睡午觉对我们也有好处。根据《梦的真相》一书的作者大卫·兰德尔所说，一小段睡眠"就可以让我们的大脑做好准备以较高的效能运转，让我们更容易想到好点子，更迅速地找到解决困境的方法，更有效地确认出事物模型，更准确地回忆信息"。

虽然长期缺乏睡眠对我们的健康影响深远，小睡却能缓和这些不良影响，至少是在短期内缓和这些不良影响。巴黎索邦大学的一项研究发现，小睡可以减轻人的压力，促进免疫系统运转。"我们的数据表明，30分钟的小睡可以改变人在缺觉一天的情况下激素的分泌情况，"项目共同作者之一的布里斯·法罗说，"这个发现第一次证实了小睡可以将神经内分泌的生物标志物以及免疫系统恢复到正常水平。"缺觉后的第二天，像短暂的旅行一样的小睡可能是我们最容易获得良好睡眠的第二次机会。

但是小睡的益处远远不止这些。在宾夕法尼亚州阿勒格尼大学的一项研究中，那些白天打盹45分钟的被试者，在完成紧张的任务后其血压比没有打盹的对照组更低。希腊的一项研究证实了这个发现：睡午觉的被试者血压普遍降低了5%，这个数字足以对降低心脏病发生概率产生重要的影响。根据美国国家航空航天局的一项报告，"研究证实……有技巧的小睡在作战环境下能有效地提高实战表现和灵敏程度。"

　　让我和你谈谈小憩吧。它实在是太神奇了。当我还是个孩子时，我的父亲总是试图告诉我怎样成为一个男人，而且他告诉我，那好像是我9岁的时候……"菲利普，睡午觉的时候，脱下你的衣服，盖上毯子，这样你能睡得更好"。当然，就像爸爸说的所有事一样，他总是正确的……最美好的事情是，你醒来后的 15 秒内，完全不知道自己身在何处。你只是活着。这就是你知道的所有事。真是幸福啊，这是人生乐事。

——菲利普·罗斯，美国国家公共广播电台《周末特别节目》

小睡也可以帮助你提高学习能力。德国萨尔大学的一项研究中，被试者学习单个单词与词组。然后，一半的人观看 DVD，另一半的小睡一会儿。小睡的成员比观看 DVD 的对照组记住了更多的内容，因此，研究得出结论，"人们小睡以后能回忆起的信息增加了 5 倍"。

乔治城大学医学中心的一项研究显示，在小睡之后，与创造力有关的右脑高度活跃，而左脑通常比较平静。实际上，小提琴家马友友告诉我，他总会在开音乐会前小睡一觉。他说："就像是按了重置键一样，重新开启这一天，我发现睡醒之后的状态介于清醒和不清醒之间，分析型自我和直觉型自我之间的通道被最大限度地打开了。"

随着年龄的增长，小睡的好处成倍增加。日本一项面向老年人的研究发现，在适当活动以后，30 分钟的小睡有助于老年人晚间睡眠，而且还减少了他们白天头晕的症状。

那么，到底什么时候是小睡的最佳时间呢？专家称说最佳时间是刚刚进入下午的时候。当然，你也不用为了赶上这个让人受益的时间段而困扰，不要考虑太多，在你体力不支的时候睡一会儿。尽可能抓住小睡的机会。有句话说得好：把握睡眠。

我们在工作日（尤其是下午）都会问自己，怎样才能度过剩下的时间，体力消退的我们仍要在充满会议、邮件、越来越多的待办事项的"敌军阵地"长途跋涉。我们储存了一些补给（一般是些不健康的食物），而且，就像瘾君子一样，我们期待更多的咖啡和甜点。其实，相比第五杯咖啡或第三个甜甜圈来消磨午后的间歇，不如小睡二三十分钟。实际上，如果你在这二者之间做选择——咖啡因或午睡，科学研究已经清清楚楚地告诉你，午睡完胜咖啡因。加州大学河滨分校的心理学教授萨拉·梅德尼克教授将 200 毫克咖啡因（相当于一杯咖啡中的咖啡因含量）所产生的有益影响，和长时间小睡做对比。二者对长期学习产生的影响相当，但是小睡在字词回忆与运动习得方面产生的功效比咖啡因强（咖啡因会对此造成不良影响）。

我想小睡一会的时候，会在办公室的沙发上躺一会儿，这样就不用占用《赫芬顿邮报》"赫赫有名"的休息室了——它在公司里非常抢手。我的玻璃隔间办公室可以看到新闻编辑室，以前我小睡时会拉上窗帘。但有一天我忽然意识到，要是我把帘子敞开，就可以传递给新闻编辑室一个信息，眯一会儿不仅不是一件令人难为情的事（至少在《赫芬顿邮报》不是），而且它是让我们充电的最好方式。所以现在，那窗帘一直是敞开的。

小睡一会儿这件事仍然遭受着集体错觉的偏见，人们将睡眠与软弱、懒惰相等同，但是小睡对提高行为能力的益处为历史上很多领导人所熟知。英国前首相撒切尔夫人告诉下属，每天在她 2：30 到 3：30 的午睡时段不要打搅她。美国前总统约翰·肯尼迪会在吃过午饭后睡一会，他也不允许下属打断，也不接听下属的电话。即便在旅行期间，肯尼迪也会在"空军一号"专机的大床上睡一会。著名节目主持人查理·罗斯曾宣称自己一天要打3个盹才能在节目中发挥到最好。哪怕是2015年在莫斯科去采访普京的路上，他也在车里睡了一觉（还戴着眼罩），他称这是"为采访所做的准备"。美国前总统比尔·克林顿经常进行夜谈会面，他通过小睡来恢复精力，并创造了"有效地打盹"这个新词。下面就是他用雄辩的文采阐述睡眠的乐趣："你必须在午饭和晚饭之间睡上一觉。脱掉你的衣服，爬上床去。平时我总是这样做。不要想着你会因为白天睡觉而少工作，这是那些缺乏想象力的人的愚蠢观念。小睡后你会完成更多的工作。你会在一天里拥有两天的时间，至少是一天半。"

教皇方济各不仅是全球精神领袖，还是环球旅行的"睡眠大使"。他说："每天，我会脱鞋，然后躺在床上休息一会儿。"他2015年来访美国时，要马不停蹄地出席演讲、会议、弥撒以及其他公共会面，休息时间对这位当时已经78岁的教皇完成日程安排至关重要。梵蒂冈的一位官员告诉《赫芬顿邮报》的乔德·卡莱姆说，每天都会有段时间特意不给教皇安排日程，这样他就能睡个40分钟左右的午觉。

时差的干扰

即使对那些平时睡得很好的人，旅行也会对他们的生物钟造成干扰。我们的生理节律在运行时并没有将喷气式飞机和空中旅行计算在内，因此如果你飞过很长一段距离，通常会在某一段时间里感受到时差。

根据史密森学会的《航空航天杂志》记载，"时差"这个词在1966年第一次出现。旅行作家霍勒斯·萨顿说，"如果你想成为周游世界的享乐的富豪中的一员，到加德满都喝咖啡，那么你最好缩短时差。'时差'不是一种由宿醉引起的虚弱感，时差产生于一个简单的现实，飞机飞得太快，而你的身体节奏跟不上变化。"

换句话说，身在不同的时区，我们也会改变睡眠节奏，但是我们身体的生物钟要花一段时间来适应你所在地区的时差。尽管我们总是将时差和昏沉的状态联系在一起，甚至在极端的状态下，我还经历过接近睡眠剥夺性昏迷的状态。而且，根据芝加哥市拉什大学医学中心的研究者的看法，时差会引起心情压抑、肠胃问题，损害人们的判断力，而且会导致人们出现认知功能损害、月经周期紊乱等问题。那些在工作中持续跨越不同时区的飞机乘务人员，甚至会面对癌症高发的风险。

> 辛劳过度，我迅速爬上床，
>
> 让旅途劳顿的躯体好好休息；
>
> 但是我的脑海又开始了另一段旅行，
>
> 让我的心绪耕作吧，我的身体工作已经完成。
>
> ——威廉·莎士比亚十四行诗

睡眠周期专家提尔·伦内伯格努力让我们确信生物钟的重要

性，他在生活中从来不需要闹钟。就像他所说明的，时差不仅体现在飞行旅途中，为此他发明了一个新词"社会时差"。他解释说，"生物钟在每个人的身体中滴答作响，建成一套属于每个个体的日常作息。这决定着每个人独特的'睡眠类型'，人与人之间呈现出极大的区别。对于一些人来说，体内感知到的中午和外部环境的中午相符合，而一些人体内感知到的中午要比实际的中午早几个小时或晚几个小时，社会时差可以测量外部社会时间和体内生物钟之间的时差"。

大脑中的生物钟控制着全身各类生理节律，其中包括睡眠、身体温度以及消化系统等。大脑对从视网膜接收到的光进行加工，通过时钟基因表现出来。位于波士顿的贝斯以色列女执事医疗中心的研究者做了一项研究，他们发现应对时差有个有效的方法是：食物，更准确点说就是不吃东西。"当食物充足时，"他们写道，"动物的生理节律受到日夜循环的强大影响。但是，如果动物在正常的睡眠周期内进食，那么它们将会对生理节律进行极大的调整，与食物的可利用性相适应。"在对小鼠进行研究时，研究者发现，大脑一个区域（下丘脑背内侧核）中的"主时钟"在缺少食物的情况下，可以重置生理节律。这种逻辑是：在食物充足的情况下，光亮和黑暗会协调我们的睡眠周期。但是在食物缺乏的情况下，出于寻找食物的本能，其他系统会影响我们的睡眠周期。

因此，研究者提议，我们可以通过调整吃饭时间来促进生理节律更快地进行调整。"一段大概长达 16 个小时的节食足以让新的生物钟运转起来。"该研究的高级作者克里福德·萨普尔说。举个例子来说，在一段长达 14 个小时的旅行中，研究者建议在登机前 2 个小时就停止进食，并且要在整个航程中持续进行"抵抗时差"行动，最终达到 16 个小时节食的目标。那些没办法节食的人群（尤其是容易头晕的人）除了在飞机上吃火鸡肉干和黑麦面包外，还有其他的办法能够缓解时区变换带来的不适：带上自己的营养零食。我的旅行套装里包括无盐杏仁和核桃仁、切好的蔬菜，我还会将山羊干酪和蜜熏火鸡放在小盒子里，配上保鲜的冰袋。如果你手边没吃的，就难以抵御飞机上提供的椒盐脆饼、薯片和"新鲜出炉"的曲奇。当然，最重要的是在旅途中持续喝水。事实上，根据飞机飞行的距离，我会在过安检以后买两瓶水，所以我不必指望飞机乘务员的友善接待。

如果你愿意尝试，还有一种可行的饮食方法，叫作"阿尔贡饮食"，这种饮食方法由生物学家查尔斯·俄瑞特发明。在你开启旅程的 4 天以前，可以进行两次饮食与禁食的交替，以每两天作为一个循环，并且确保你出发的前一天是"禁食"日。这种饮食方法曾在 2002 年被美国国民警卫队在进出韩国时试验过。对照组产生的时差感反应是采取"抗时差饮食"一组被试者的 16.2 倍。

美国国家睡眠基金会前主席查尔斯·切斯勒对人们在旅行中另一种常犯的错误发出了警告：不要在十分疲惫的状态下启程。"很多人都在旅程开始前一两天里东奔西跑，"他说，"因此在他们踏上飞机以前，身体就已经处于缺乏睡眠的状态，这会造成更加复杂的状况。"而且，尽量别坐红眼航班——它的名字真的很贴切。切斯勒建议，如果你向西飞行就在下午出发，如果向东飞行就在早上出发。"航空公司也认识到了这一问题",他说,"因此多了很多去欧洲的早间航班。"要是深夜飞行的话,他建议人们可以在出发前睡一觉。"在你感到疲惫之前睡一觉,可以切实缓解在不合适的时间醒来的副作用,我们把这称为'储备睡眠'。"

无疑,科技可以帮助我们战胜时差感。密歇根大学的研究者发明了一款叫作"智能生物钟"的手机应用,运用复杂的数学和数据分析,告诉用户在新的地方、何时以及用什么方式通过光亮的变化更快地调节睡眠周期。此外,还有瑞泰姆生物钟调节器,这是一种像眼镜一样的头饰,不仅适用于旅行者,也适用于那些需要定期调节生理节律的倒班工作人群,尤其在冬季,这种调节更加重要。戴上这种眼镜,能让使用者接收外界光照的刺激。早上使用它可以帮助我们重置生物钟,这样我们就可以在合适的时间上床睡觉。

另一种战胜时差感的方法是不要按照当地时间作息。"对于一段短暂的旅行来说,尝试去适应当地的时区没有意义,"夏洛茨维尔神经病学与睡眠医学诊所的医疗主任克里斯·温特说,"我们要尝试做一些调整,就好像这段旅程根本没有发生过。"这得根据你所在时区来决定,详细来说就是依然坚持按照家乡的时区去生活,或是晚睡几个小时,或是早睡几个小时,同理也按照家乡的时区调整起床时间。"如果你在度假,就应当问自己一个问题:我是否非要费心调整为当地的作息?"切斯勒问。一旦人们调了手表的时间,好像一定要被迫改变他们的习惯,但通常情况下这都没必要,这也不是个好办法。

我的建议来自以往我在跨越多个时区的多次旅行中得出的有效经验，它可以总结为"给我的行程安排更多的睡觉时间"，即使这意味着我的行程将被拉长。我在和很多同事的交谈过程中了解到，他们满世界飞来飞去，搞得精疲力竭，无法保持清醒，还会经常冒犯那些连续好几周为他们的会议展示做筹备的工作人员。

　　那么在飞机上我们怎么做呢？尽管飞行的过程并不会很轻松，但是我们仍然可以使用一些方法让睡眠变得更容易。我尝试了可以使我的行程更利于睡眠的任何事，对此我还有一点儿小痴迷。这是因为我去过很多地方，随着时间的推移我了解到一点小小的准备都能对旅行产生很大的影响。我一直在行李中放有睡眠装备：一副眼罩、降噪耳机、耳塞和香草茶（包括薰衣草和甘草茶），还有我最爱的颈枕。我喜欢穿得随意些，哪怕旅途很短暂，而且我在旅途中只穿平跟鞋。为什么女性要在飞机上穿高跟鞋？我曾经看到很多女性穿着细高跟鞋在航站楼里奔跑，就像鸵鸟在大草原上奔驰一样。

　　航空旅行的残酷现实是很多经历都不可控。从航程中的喧嚣、哭闹的孩子到喋喋不休的邻座、飞机颠簸的警告，都可能毁掉精心安排的睡眠计划。就像《带着旅行箱飞行的贝蒂》一书的作者贝蒂·赛斯基做出的明智提醒：把标准放低一些。"乘客经常对于红眼航班怀有不切实际的幻想，"她说，"要降落在相隔几个时区的目的地，他们想，'我可以在飞机上睡一觉，然后为旅程做最好的准备'。"既然你不知道降落时休息得怎样，那么最好留出一些时间，在会议开始前或到达旅行景点前好好地睡上一觉。

第十一章
用睡眠提高工作效率

　　睡眠革命最终冲击了职场。它还不够蓬勃高涨，但是你可以看到它存在的痕迹。在工业革命时期，睡眠失去根基的第一个阵地就是工作场所。但是现在商界人士认识到了睡眠不足给生产力、卫生保健造成的巨大代价，这触及了他们的底线。《宋飞正传》中乔治·克斯坦萨因为不敢让别人知道他打盹的习惯，便在他的办公室里安了一个定制"床桌"。现在，我们依然用工作来定义自己，并且因此来反向构筑我们的生活，让非工作的生活去迎合工作。因此，要是我们有了能够接纳睡眠的有利的职场规则和企业文化，改变睡眠习惯会更容易。我期待未来的午睡室能够和会议室一样普遍。

我永远都忘不了那个早晨，太阳还没出来，我就已经感到困倦和疲惫了。一整天，我在浑浑噩噩的状态下参加了一个又一个会议。走进会议室，我的目光注意到了那张和背景墙一样长的桌子。我记得当时我无比渴望地看着它，想着我能不能走过去躺在它下面睡一觉。在开会的某一时刻，我产生了幻觉，感觉我真过去躺了下来。到了会议尾声，我打盹醒来，无比失望地发现自己还坐在会议桌旁。

关于这种感觉，很多种说法都差不多。做出改变的动力也同样来源于公司职员，他们真切地感受到，当自己不用整天像职场的僵尸一样步履迟缓并且不断吃安眠药时，他们可以变得更有效率。对于公司老板来说，他们明白健康的员工能让企业运转得更良好。瑞典的一项研究阐明了工作倦怠与睡眠质量差之间的联系："较高的工作需求会令人们的睡眠易被打扰，被打扰的睡眠会带来持续的工作需求，让人更易感知到压力，更不易获得社会支持，控制感变差。"

公司受到人力资本市场不断增长的人才招募与人才去留的竞争压力，这导致商业世界正在发生一些积极的变化，而且一些公司领导单纯地想让公司能够获得成功，所以打造出一种令员工健康发展的公司文化。不管公司出于什么想法，睡眠都可以让我们以更好的状态面对工作，同时提醒我们，我们自身的健康比工作重要得多。

弹性工作制的好处

我们要花那么多时间在工作上，工作和睡眠二者之间又有着错综复杂的联系，它们一个被影响，另一个也跟着受到影响。实际上，工作是人们牺牲睡眠的首要原因。睡眠不仅被工作的数量影响，还被我们什么时候开始工作影响。我们每天开始工作的时间每晚一个小时，就能多获得 20 分钟的睡眠时间。

实际上，很多公司的考勤制度都比我们想象的更加灵活。2015 年的一项研究发现，在经理和职员的工作计划中，引入更灵活的工作时间和更严格的人员管理，可以增加雇员的睡眠时间。对睡眠习惯的宣讲以及对睡眠障碍问题的筛查有什么好处呢？正如卡罗尔·阿什博士所说，"这样可以为公司节省上百万美元"。2015 年斯坦福大学针对中国职员的研究发现，那些在家工作的人工作效率提高了 13%，主要的原因就是干扰更少。研究负责人尼古拉斯·布鲁姆和约翰·罗伯特在《哈佛商业评论》上写道，"公司应该让员工偶尔在家里工作，使他们专注于自己的项目和任务"。

在家工作最初是从自由职业者和小商家那里开始的，但是越来越多的大公司开始发现远程办公的益处。根据美国人口普查局的调查，2010 年美国至少有 1 300 万人每周在家工作 1 天，这个数字比 1997 年增长了 45%。2014 年，在英国有 13.9% 的上班族在家工作，创下了这项数据被收集以来的新高。

对于那些每天都要上班的人来说，你的办公室可以从很多方面影响你的睡眠。2014 年，美国西北大学和伊利诺伊大学香槟分校的一项联合研究发现，那些办公室里有窗户的上班族要比没办法受到自然光照射的同事每晚多睡 45 分钟。"越来越多的证据表明，在白天接受自然光的照射（尤其是在早上）可以通过影响我们的情绪、清醒程度和新陈代谢，对你的健康产生有益影响。"研究者菲利斯·徐说。

2011 年当我们第一次在纽约的分公司设立午休室时，《赫芬顿邮报》的其他人还是持有怀疑态度的，他们不愿意从忙碌的编辑部走进午休室，毕竟这是"一个永远不会睡觉的城市"。但是现在它每天都"人满为患"。我们把午休室推广到了全世界，越来越多的公司开始设置午休室，包括本杰瑞、美捷步和耐克等。

即便是处在疲惫和过劳的旋涡中心的科技界，也开始发生改变。谷歌负责人才发展的副总裁卡伦·梅曾经为公司打造了受雇员欢迎的企业文化。尽管她施行了很多改革，看过很多有关睡眠重要性的科学研究，但她依然把睡眠放在了次要地位。"少睡一点儿，"她说，"可以让我多做一些工作，更多地答应别人的要求，这也意味着我不必在生命中不同又重要的事情中做出艰难的选择。"但是多年后，当我在吃晚餐过程中和卡伦谈论起睡眠时，她说："我疲惫的时候，会感到闷闷不乐、愤懑不平，而且反应迟缓，这并不是我想要的生活。"

以下是她总结出的怎样睡得更多更好的小贴士：

• 注重睡眠时间。拿我来说，我会早上床 10 分钟，然后第二天再早上床 10 分钟，以此类推。

拯救你的睡眠

- 注重睡眠质量。我发现有两件事与睡眠有关系：多多注意下午和傍晚的饮食（下午不要再喝拿铁了）。还可以在睡前做一些与工作无关的事，比如玩数独或字谜游戏。

- 对自己负责。这种心态可以帮助你。就我而言，我请了阿里安娜做睡眠教练。在我睡醒后得到充分休息的美妙早晨（好吧，并不是每天都是），我会想象她笑着说，"哦，太好了，亲爱的，你睡醒了"。

- 打持久战。改变不是一蹴而就的，试着多睡一会儿也是如此。我会提醒自己睡眠是一场持久战，每天改变一点点就可以滴水穿石。

布莱恩·哈里斯是软件销售公司 Hubspot 的首席执行官和创始人，他在公司的办公室设置了一间午睡室，并且将很多好点子都归功于小睡："在某些月份，我平平无奇地完成工作，但有时我会想出一个特别好的点子。也许一个月我能想出两个好点子，这些想法一定是在我入睡或睡醒的时候出现的，或是在周六早上慢慢清醒的时候迸发出来的。我正尝试在生活中多'制造'一些新点子。"

下面这条生活哲学是互随公司的创始人兼首席执行官瑞恩·霍尔姆斯分享的，互随公司是社交媒体管理平台领域的一家头部企业。霍尔姆斯也在公司设置了一间午休室，里面的轻便小床可以让人舒适地午休。他说，他可以看到睡眠为高科技专家同行带来的改变。"很多像我们一样因工作狂文化而出名的新兴科技公司带头响应，确保职员能够拥有充足的睡眠。"这与科技世界的文化背道而驰，科技公司有一种神话叙事，无休的夜晚被视为这个无限循环故事线的重要组成部分。

桑帕·巴格奇是旧金山湾区两家公司的创始人和首席技术官，他认为如果你没有主动把睡眠放在优先地位，那么就会牺牲睡眠："我要管理产品发布，兼顾多个客户项目，与跨越两个大陆的团队协作，同时还是一个学龄孩子的母亲，生活无比繁忙。当我处于这样的状态，睡眠经常是被牺牲的对象。随着事业的发展，我的工作量也越来越大，而我的睡眠时间直线下降。我没有抱怨，我认为这是理所当然的，甚至很平常……倦怠和疲惫只会发生在你做不喜欢做的事情时。我喜欢我的工作，我不会感到疲惫，不是吗？"

她知道过度劳累的危险，也看过我讲述因为疲惫而晕倒的视频采访。但她没有和自己联系起来，直到一个晚上，一切都不一样了。"我在深夜冰冷的浴室中醒来，想着我现在在干什么，"她写道，"我听到摔倒时头撞在地板上的巨大响声，我感觉脑袋上肿起了很大的包。我不知道自己失去知觉在地上躺了多久，而且我对身体状态一无所知。但后来我躺在床上，在心里把所有我可能会得的病都列了出来，然后我的脑海里突然闪现出阿里安娜的 TED 演讲，我明白原来自己正经历着阿里安娜·赫芬顿所经历的事情。我去看了医生，排除了所有的健康问题，但是在我心中，我知道自己必须做出巨大的改变。"从那一刻开始，桑帕开始睡得更多，并且得出了和我一样的感悟："我发现，你不必做出惊天动地的改变才能获得成效，微小的改变也非常重要。"

艾丽莎·汉森是一位居住在澳大利亚的综合营养健康教练，关于睡眠不足，她也有过一次惨痛的教训："2014年3月，我在深夜厨房的冰冷瓷砖上醒来，强烈的疼痛感在我的颧骨上和脑袋里跳动。我动弹不得，也看不清东西。"她因为疲惫而晕倒，颧骨和眼睛需要进行外科修复手术。"现在我的颧骨和眼睛里面都有金属板，"她写道，"在手术之后，我一个月卧床不起，无法抱起孩子，甚至拥抱他们都不行。我感到很无助。"在那之后，她也做出了改变："我夺回了属于我的休息时间。每天8个小时的睡眠成为必需。这让我效率更高、压力更小，能够维持正常的新陈代谢、健康的免疫系统，并且给予我更多的精力与活力，让我能够按照自己的节奏生活……我感到自己能够与周围的人联结在一起，我第一次感到生活富有意义。"

在艺术世界同样也有受害者。汉斯·乌尔里希·奥布里斯特是伦敦蛇形画廊展览与项目的合作负责人。他对奥雷诺·德·巴尔扎克的工作效率非常着迷，巴尔扎克每天会喝52杯咖啡，汉斯也想效仿他这种极致的生活和工作方式，直到有一天他摔了一跤。"我曾经觉得睡觉就是在浪费时间，"他说，"因为我对知识有无法满足的好奇心，我经常感觉我没有足够的时间去阅读、去了解、去写作。我不再把睡觉当作浪费时间，因为现在我不仅睡得更好，而且会做梦。现在我明白睡眠是必需的，而且必须找到自己的生物钟，顺应它，而不是和它对着干。"

每天我都会收到邮件，或者读到一些故事，或者见到某个人讲述自己因为过劳而晕倒，然后像我一样，谈论起睡眠带来的具有变革性的力量。我在洛杉矶和影星詹妮弗·安妮丝顿吃午餐时，她的经纪人艾琳·凯什安把我叫到了一边："你注意到我鼻子上的伤了吗？发生在你身上的事也发生在了我的身上。我因为太累而晕倒了，醒来发现自己倒在了一片血泊当中。"

> 如果非要让我选择，我不会为了获得更多利润而牺牲一晚的睡眠。
>
> ——沃伦·巴菲特，"2008 年致伯克希尔－哈撒韦公司股东的信"

如今，商业领袖开始公开谈论睡眠对做出正确决定与公司业务发展的重要性，但确实还有很多早早起床的吹牛大王（"你能做到早上 6 点吃早餐吗？""这听起来不错，不过对我来说有点儿晚……告诉你吧，我在见你之前就已经去了一趟健身房，还和欧洲公司打了好几通电话了"）。越来越多的商业领袖开始把睡眠放在第一位，比如微软公司的首席执行官萨提亚·纳德拉说，他正努力地每天睡够 8 小时。

从首席执行官到实习生，我们的职场也发生着变化。高盛集团禁止暑期实习生在办公室里整夜工作，将工作时间限制在早 7 点到午夜（在金融界，这已经是进步了），甚至银行也引入了睡眠专家。（当然，专家是为了帮助银行家睡得多一点儿，而不是少一点儿。）虽然我们还有很长一段路要走，但即便是那些以睡眠不足而臭名远扬的机构也从商业角度认识到，它们必须做出改变。

领英的人力资源总监帕特·瓦德斯对工作效率有充分的认识，对她来说，工作效率与一晚良好的睡眠有直接关系。"睡够 8 个小时再起床，能让我以良好的状态面对新的一天，"《赫芬顿邮报》记录了她的话，"我可以精神抖擞地战斗一整天。"自从开始从事人力资源工作，她就深切地知道将缺觉与工作中的奉献联系起来是个大众神话。"相信我，每晚睡 5 个小时不是你用来炫耀的荣誉勋章，"她写道，"我已经听过很多次这样的话了。现在听到这种话时，我认为你并未把损害健康以及在工作生活中表现不佳当成问题。"

瓦德斯和我们中的大多数人一样，没有把睡眠放在靠前的位置上，但是她又和我们不一样，她非常清楚缺觉的后果："如果前一晚休息不好，我会更情绪化、更疲惫，精力不集中，也没有耐心。对一个领导者来说，这绝不是一件好事。"因此多年后，她决定把睡眠提上重要议程。她说已经开始行动了："昨晚我睡了 8 小时，感觉很好，干劲十足！今天我总是笑，我简直是周围人的'开心果'。最重要的是，我享受这一天，从我的微笑和走路都能看出来。这对我自己和周围人而言是一个礼物。"

早在睡眠复兴运动开始前，亚马逊首席执行官杰夫·贝索斯——他在很多方面都走在潮流前端——就已经在谈论 8 小时睡眠了。"我变得更敏捷，思考也更加清晰，"他告诉《华尔街日报》，"如果我睡足 8 小时，就会觉得整整一天都神清气爽。"同一篇文章中，风险投资家马德·安德森谈起那些从创办美国网景公司的缺觉的日子里所总结的教训："一整天，我都在想着回到家里，回到我的床上。"现在他知道了怎样成为更好的自己："如果前一晚睡了 7 个半小时，那么这一天我勉强过得去，不会有什么麻烦；如果睡了7个小时，我的状态就会下降；如果睡了6个小时，我会感到不舒服；如果睡了5个小时，我的状态会很不好；如果睡了4个小时，那么第二天我就像个吸血鬼。"

金宝汤公司的首席执行官丹尼丝·莫里森是一位资深的睡眠倡导者，她说："我必须睡够8个小时才能达到最佳状态，恢复精力，休息活跃的大脑，唤醒身体的活力。"谷歌首席执行官埃里克·施密特每晚睡8个半小时。作为一名有执照的飞行员，他尤其明白疲劳的危险性。此外，还有医疗保险公司安泰保险的首席执行官马克·贝托里尼，他因其设置的"幸福政策"而出名。迄今为止，安泰保险有超过1.3万名员工参与到这个项目中，包括瑜伽、冥想以及正念训练等。据统计，参加过该项目的员工压力值下降了28%，他们的睡眠质量提高了20%。

下班后请关机

身处智能手机时代，我们不一定非得在办公室工作到很晚，我们可以把工作装在口袋里，装在包里。现实是，我们用于私人生活的沟通设备也是通往职场生活的入口，因此我们时时刻刻都在面对工作。好吧，你当然可以关机，但很少有人会这么做。好在相关政策已经开始实施了，可以让我们脱离苦海。

德国前劳工部长、国防部长乌尔苏拉·冯德莱恩，为她的员工创立了一项非常透明的制度，希望能够激励全德企业。这项制度是关于员工在下班后不再使用工作手机的。"为了员工的切身利益，他们下班后可以不再担心工作，否则假以时日，他们也会累倒，"她说，"科技不应该限制我们，不应该掌控我们的生活，我们应该去掌控科技。"冯德莱恩的继任者、新任劳工部长安德烈娅·纳勒斯进行了一项研究，调查与工作有关的压力对经济与心理的影响。与此同时，纳勒斯宣称她支持立法禁止雇主在下班后联系雇员。德国汽车生产商大众逐渐开始在下班 30 分钟后不再发送公司电子邮件，其他德国公司，比如宝马和德国电信，也开始实施类似的政策。

在雇主联合会与工会的协商下，法国政府制定了相关条例，允许数字化企业和咨询公司的雇员在下班后关掉手机。虽然这种变化还没有按照最理想的方式上升为法律条文，但这将作为企业文化的一部分继续发展。

考虑到我们自身健康的需求，从始终在线的生活中脱离出来正成为新的全球性共识，这与 19 世纪和 20 世纪早期的劳工改革运动不谋而合。只不过现在我们不仅在与雇主战斗，还要与自身对电子产品的长期依赖战斗。

每个人都可以自己的方式加速改变的进程，但是大规模地推广仍需要上层做出改变。管理层理应承认，那些吹嘘自己每晚只睡 4 个小时的首席执行官实际上是在说，他们是在醉酒情况下做出的决定。决策层要明白，这没有什么好褒扬的，也没有什么好奖励的，实际上，这是一个巨大的危险信号。

第十二章
开启睡眠革命

　　睡眠开始成为流行的另一个标志是，它正在被那些决定流行的人，即时尚产业的人所接纳。我们相信，一个致力于帮助你变得更美丽的行业找到了一种有效的方法，让我们感觉良好，看起来更漂亮。

　　对于演员、模特与艺人来说，保养好自己就是他们工作起居的一部分，而睡眠是其中的重中之重。他们对睡眠以及睡眠好处的重视是粉丝应该效仿的。当然，他们因成功而具备的资源，我们难以获得，但现实清晰地摆在面前：我们可以竭尽所能把睡眠作为生活的重点。

芭比波朗化妆品的创始人芭比·波朗十分清楚睡眠的价值所在，她早上6点就起床了，睡得也很早。"睡眠、休息、幸福和健康让你变得更美。"她写道。

超级名模卡莉·克劳斯也认同这种观点。她说，"睡眠是你送给自己最美好、最慷慨的礼物，睡眠对我们的美丽至关重要"。当问及辛迪·克劳馥如何保养时，她说："回望过去25年，睡眠让我年轻……它可以帮助我的身体进行自我修复。"

克里斯蒂娜·阿奎莱拉说，"人们在美容上花钱，殊不知一夜好眠就可以产生巨大的改变"。时尚设计师劳伦·康拉德说道："他们把睡眠称作'美容觉'，这是有原因的。"每晚睡上7~9个小时确实可以改变你的外貌。格温妮丝·帕特洛将睡眠称作她生活中"最主要的事"。"我总是睡不够，"她说，"每当缺觉时，我就觉得好像被卡车撞了一样。"

> 如果今晚，我的灵魂在睡眠中找到了，
> 它的归宿，在美妙的忘却中下沉，
> 并且在第二天早上，像一朵含苞待放的花朵苏醒，
> 我就会再一次沉浸在神的怀中重生。
>
> ——戴维·赫伯特·劳伦斯

"睡眠是我的武器……我每晚争取睡8个小时，"歌星詹妮弗·洛佩兹说道，"我觉得，我们总是被将来要做的事束缚，而忘记了生命中最不可或缺、举足轻重的事情。我珍惜我的睡眠时间，

这段时间和吃饭、锻炼的时间一样宝贵。"歌星碧昂丝对美丽的定义是享受和平、幸福和健康，睡眠就是这些事物的基础。健身达人简·方达将她抗衰老的容颜归功于睡眠。"这不是什么成功秘诀，"她说，"我只是确保自己每晚睡七八个小时。"

"身体之书"系列的作者卡梅隆·迪亚兹写道，繁忙的旅途计划告诉她睡眠仪式有多重要："我的卧室里不会放任何电子设备，我需要一个黑暗、安静的空间。睡眠可以帮助我复原、修复和补充能量。睡眠充足时，我的思维更加敏捷，注意力更集中，身体能力也更强。"

在《是的，请》一书中，艾米·波勒认为，"睡眠可以改变你看待生活的整个方式，一晚好的睡眠可以帮助你看清目前的感情问题，或是你的生活态度。你将赢得比赛，得到某份工作。睡眠可以帮助你赢得整个人生。"

睡眠对政治的影响：其重要性是不言而喻的

1940 年，富兰克林·德拉诺·罗斯福做了一件在当今政治环境下看来不可思议的事。为了思考美国是否应该参加二战这个举足轻重的问题，他宣布要休 10 天假，乘美军军舰去加勒比海旅行。他的妻子埃莉诺写信说："希望你好好睡觉，好好吃饭，能够在这次航行中获得平静。"

罗斯福的助手哈里·霍普金斯后来提到："我明白了，他这是在补充能量。他经常这样做，让自己放松休息，心无旁骛。"罗斯福这次补充能量的结果就是 500 亿美元的租借法案，美国借给英国武器和物资，英国在战后以实物的方式归还。罗斯福的演讲稿撰写人罗伯特·舍伍德说："可以这么说，罗斯福作为政界富有开创性的艺术家，在他航行周游的日子里，推动了一件伟大杰作的铸成。"

2012 年，希拉里·克林顿卸任美国国务卿——她飞行距离超过 90 万英里，到过 112 个不同的国家，而且，她与世界各国的领导人开过 1 700 场会议。与《纽约时报》的盖尔·柯林斯讨论近期的计划时，她说："我只是想睡一觉，运动运动，然后开心地旅行。我想放松一下。这听起来稀松平常，但是我已经 20 年没放松过了。我想知道我能否变成一个不知疲倦的人。""不知疲惫"——多么伟大的词语。

希拉里的丈夫、美国前总统比尔·克林顿因其在总统任期内睡得极少而闻名。2007 年他在《每日秀》节目中亮相时，看上去对睡眠的力量很了解。"我认为，睡眠不足会让官员变得急躁易怒，"他说，"你不知道有多少参议院和众议院的共和党人和民主党人缺乏睡眠！"

当然，我们的政府领导人面临很多超出他们掌控能力的情况，因此他们更有理由把自己能够掌控的方面做到最好，其中最基本的一件事就是通过充足的睡眠提高决策能力。这样能马上解决国际问题吗？当然不能。但是我们的领导人可以做好更充足的准备，以更富有创造力、更加智慧的状态来面对这些问题。这一点不容置疑。

医院的恐怖噪声

尽管我们都知道缺乏睡眠会让人生病，而且不利于病体痊愈，但令我们感到惊讶的是，医生花了很长时间才弄明白这件事。我们的医疗体系中充斥着最新的科技和最先进的医疗设备，但是长久以来，能让我们痊愈的最有力的方法一直被忽视。

如果你住过院，就知道要好好睡一觉有多难，刺眼的灯光和医生护士换班的嘈杂声一起袭来，虚弱、缺觉的病人还要在晚上被叫醒回答"重要"的问题。所有这些还没有算上导致你住院的疾病本身。

世界卫生组织把这当成一个健康问题，要求医院病房里的声音平均不超过30分贝。但研究显示，很多医院的噪声都超过了这个标准。2014年牛津大学的研究者发现，特护病房的噪声水平超过了85分贝，相当于一辆行驶着的摩托车或者是电钻的响声。而且，这种声音每晚会出现16次。在芝加哥大学的一项研究中，夜间医院的噪声最高能达到电锯的分贝数。欢迎来到医院，我们创造的这个治愈病患的环境，就像在喧嚣的建筑工地和恐怖电影里一样。

没睡好导致我们充满怒气或状态昏沉，会直接影响身体的痊愈。2013年美国约翰·霍普金斯大学的一项研究发现，睡眠质量差会导致特护病房的患者出现神志不清的状况。芝加哥大学的研究者发现，患者因为高倍噪声每损失一小时的睡眠，他们的血压值就会增长6个点。

幸好，越来越多的医院开始寻求创造性的方法，把睡眠当成顶级的医疗手段。比如纽约圣卢克医院面对患者睡眠满意度低的情况，发起了一项降低噪声的项目，关键就是对医务人员进行培训，让他们知晓噪声和睡眠被打扰会给患者造成极大压力。病房的噪声水平必须每天检测 6 次，用在交通信号灯背后的声音监控设备也被安装在病房里来提高对噪声的识别能力。医务人员分发耳塞给患者，安装闭门装置，将电视和手机的音量调低，并且在特定单元的病房规定安静时间。实施了这个项目后，患者的满意度从 2%（已经很难再低了）升到了 95%。

在约翰·霍普金斯医院，医生和护士通过完成一个检查清单，齐心协力降低重症监护室的夜间噪声。清单内容包括将走廊和病房的灯光调暗，在夜间查房时遵循更加贴心的流程，以及关掉电视等。2019 年，斯坦福医院设立了 SHHH 体系，这是"安静的病房有助于痊愈"的英文缩写，目标是降低病房区域的噪声。新泽西州的纽瓦克贝斯以色列治疗中心也推出了一项名为"太吵了"的新倡议，当噪声超标时，患者可以投诉。

此外，新泽西州的退伍军人事务部与"法国梧桐"一起合作（法国梧桐致力于帮助医疗保障服务机构，提供以患者为中心的服务），他们会与就诊的患者讨论睡眠习惯，并且给他们提供睡眠目录，其中列举了睡眠工具的清单（眼罩、耳塞、熏香和电热毯等）供患者选择。这些小巧且划算的改变可以极大地改善患者的睡眠质量与健康状况。正如宾夕法尼亚州立大学生物行为健康专业教授奥弗·布克斯顿所说，"睡眠是康复能力的来源……我们需要做好所有对睡眠有益的事，帮助患者康复"。

医疗体系的进步也波及医生本身。2015 年，墨西哥一家医院的患者拍了一张医生晚班时趴在桌子上睡觉的照片，然后放到了博客上。这张照片迅速走红，世界各地的医生也纷纷跟上，在社交媒体上发自己在工作中打盹的照片，这也提高了大家对医生这份极富挑战的工作的认知。

在方向盘上醒来

我们已经了解到 60% 的美国人都承认自己在开车时感到困倦，美国睡眠医学学会发起了一项"在方向盘上醒来"的运动，培养司机对睡眠重要性的认识。在英国，司机在高速公路行驶时都会看到这么一句标语，"疲劳会带来危险，注意休息"。美国南卡罗来纳州克莱姆森大学的研究者正在研究利用 GPS 定位技术，来识别因疲劳驾驶引起的行车偏差。就像美国睡眠医学学会的纳撒尼尔·沃森所说的："疲劳驾驶有致命的危险，但这完全可以避免。"

酒店的改革

如果你想看一件事是否受到社会的重视，那就去商界看一看。因此，睡眠革命最明显的证据，莫过于在竞争最激烈的酒店业中，看看哪一家酒店品牌能给人们提供最好的睡眠体验。过去几十年里，越来越多的酒店为了迎合商业旅行的需要，追求豪华舒适或是制造出一派欢乐的景象。

这固然很好，但是我们衡量宾馆的一个条件是，晚上我们是否可以睡个好觉。我们大可以在其他地方找一个健身房或餐厅。根据盖洛普公司"客户体验与创新"首席科学家约翰·盖洛普的看法，从任何层面上来说，一张舒适的床是酒店追求的最重要的特质。"如果三分之一的客人都愿意为更好的睡眠体验多花钱，"他说，"那么酒店应当首先评估是否可以为客人持续提供舒适的睡眠体验，而不是首先对次要产品进行升级。"

如今，"住在高楼层，远离电梯"的经典请求早已不再适用于渴望睡觉的旅行者。

在这一点上，纽约本杰明酒店收获了极富创造性的成果之一，走在了睡眠界的前沿。本杰明酒店设置了睡眠礼宾，请康奈尔大学睡眠研究专家瑞贝卡·罗宾斯为酒店员工开设了工作坊，讨论怎样为客人打造最好的睡眠体验。"我们身处睡眠行业，"罗宾斯说，"如果额外交费的话，我会提供个人睡眠咨询。"

睡眠设施选项还包括几种枕头，可以播放摇篮曲的枕头，为孕妇提供的背部靠枕，侧睡枕；还有"儿童睡眠俱乐部"，这个俱乐部会给孩子们一个枕头、一件浴衣、睡前书，他们还会获得一张"睡眠证书"。此外，酒店还有提醒休息的电话服务，这是我最喜欢的一部分。前台会打电话提醒你，如果你想准时上床的话，就要开始做准备了。他们甚至会提供一些能让你放松下来的建议。

当我们把睡眠当作一场与我们自己的约会，我们就更有可能认为花时间睡觉是值得的。既然我们可以在智能手机和智能手表上为不太重要的事设置闹钟，那么提醒休息的电话服务是个可供选择的好办法。

　　我非常小心地掀开床上的被子，躺在中间，然后又小心地盖上被子，发出一声叹息，混杂着幸福与放松。宛如这一天所有降临在我身上的疲倦与困惑，都幸福地化在一片巨大的平静中，这让我感到温暖又睡意浓浓。我的双膝就像是蔷薇蓓蕾一样在温暖的阳光中绽放，按压着我的皮肤向床上垂了两英寸。每个关节变得放松又笨拙，像失去了关节的联结一样。

——弗兰·奥布莱恩，《第三个警察》

第十三章
睡眠让你更健康

当健康的定义扩展到你能举起多重的东西、你能跑多快，以及你能走多远，现代健身房所做的已经不仅仅是运动了。健身教练知道，成功训练的关键因素是"恢复身体机能"，让你变得更加强壮。而要恢复身体机能不仅意味着健身之后的休息，还要好好睡一觉。

"昼夜平分点"健身中心与加州大学洛杉矶分校的研究者合作，探索睡眠与健身的关系。"昼夜平分点阵地"网站的主编说，"'昼夜平分点'的核心健身理念不仅仅是锻炼，而是适度运动、营养均衡和机能恢复的结合，其中的关键就是充足的睡眠"。

参观以紧张的单车课程而闻名的"灵魂单车"健身中心时，我惊讶于教练为何执意将"睡眠"放在整体健康训练中。"我们睡着的时候，身体修复肌肉和组织，进行新陈代谢。对运动员来说，这段时间非常重要，"教练许姆·佩尔费托说，"我训练得越严格，需要的睡眠就越多。"另一位单车教练休·莫尔纳不断地向骑手谈论睡眠质量的重要性。她说，"我们生活在纽约，认真地工作，认真地玩乐，认真地吃饭，认真地锻炼身体。之后，我们需要通过好好睡觉来恢复活力。"

巴里训练营的首席执行官乔伊·冈萨雷斯也认同这种观点。"即使吃得好、工作得好，如果睡不好，你的健康生活也是不完整的。"他说。这种对于"健康"的定义得到了越来越多的认可。

运动员的睡眠

也许那些将睡眠与懒惰、缺乏奉献精神相等同的人，可以去讲求实用主义、认为成绩和胜利就是一切的体育界看看，才能相信睡眠的重要性。对于专业运动员来说，睡眠无关灵性、工作生活的平衡，甚至也无关健康与幸福；睡眠只与体育成绩挂钩。什么对提高成绩有效，就够调动一切可能的方法去提高成功的概率。

因此，要研究包括睡眠在内的提高表现能力的方法，体育界就像一个巨大的试验场，拥有数量繁多且不断在扩张的样本集合，我们可以从中得出结论。

体育界顶尖人士总结说，睡眠是提高成绩的终极"兴奋剂"，而且它只会给你带来积极影响。当然，其中大部分作用是恢复身体机能。"运动员在训练时消耗更多的能量，因此他们需要更多的睡眠，"运动医学专家大卫·盖尔博士说，"你用尽全力驱动自己的身体去运动，因此你也需要更多的时间来恢复状态。"睡眠的力量在猎豹身上体现得最为明显——它们是地球上速度最快的动物——可以在三秒内从静止状态加速到每小时 60 千米——但是它们每天会用 18 个小时的时间来睡觉。

体育界与健康界很晚才意识到睡眠的价值。对于那些成绩全部靠动作、活动、机敏度来表现的运动员来说，要在"不动感"的睡眠上花费时间，这种做法看来并不受用。这就是为什么不久前，睡眠还被视为一件浪费时间的事——我们不能浪费用来训练和练习的时间。

对大学和专业橄榄球教练来说，睡眠不足就是他们长久以来的生活方式。琼·格鲁登是获得美国职业橄榄球大联盟冠军队伍最年轻的总教练，他在《你爱橄榄球吗？用你的热忱、激情以及少许的睡眠去获得胜利》一书中，将自己的成就归功于每天只睡 4 个小时。他自夸地说，如果能少睡几个小时，时刻保持清醒，那么他"就会成为橄榄球历史上的名教练了"。华盛顿红皮队的乔治·艾伦教练，是美国职业橄榄球大联盟中率先每天睡在办公室的教练之一。他每天花 16 个小时进行教练工作。他说："我唯一的闲暇时间就是晚上五六个小时的睡眠时间。"

这些教练不明白，他们不顾一切地去赢，却没能好好利用睡眠。幸好，现在越来越多的教练、运动员和训练员都认识到睡眠是"必胜组合"中的重要部分。你可以像钉子一样坚韧，每天训练

12 个小时，但如果你忽视睡眠，所有的训练效果都会被削弱。然后，在田径场和训练场上所发生的事，就将被实验室得出的结论所证明。

睡眠的潜力

斯坦福大学睡眠障碍诊所与研究实验室的切里·玛，是研究睡眠与运动关系的顶级专家。2002 年，玛开始研究睡眠与认知能力之间的关系。一些参与该睡眠计划的实验者原本计划补上他们欠的"睡眠账"，其中一些被试者恰好在斯坦福大学游泳队，因而实验的结果超越了认知行为的范畴。

因此，玛的研究目标发生了转变。睡眠缺乏带来的负面影响已经被研究过了，她开始对相反的命题感兴趣——"探索额外睡眠的潜在好处，以及改进睡眠方式能否对发挥和增强身体机能起到积极影响"。

她发现"几周内，延长运动员每天的睡眠时间，可以减少他们长久缺觉欠下的'睡眠账'，有效提高他们的身体反应速度，降低疲劳程度，从而提高其运动表现"。

在一项实验中，玛让斯坦福大学法学院篮球队的 11 名队员在两周内戴着睡眠手环睡觉，将他们的日常睡眠状态，连同冲刺、罚球命中率和三分球命中率等数据一起记录下来。实验前，他们平均每晚睡眠时间在 6 个半小时左右。然后，在接下来的 5 到 7 周，她为他们设立目标，每晚至少睡 10 个小时，也就是所谓的"睡眠延展"。于是，运动员的平均睡眠时间达到 8 个半小时，他们在运动表现方面也获得了巨大提升——他们的冲刺时间缩短了 0.7 秒，罚球命中率提高了 9%，三分球命中率提高了 9.2%。这是惊人的改变，而这所有的一切都是因为睡得更多了。这项研究还发现，睡眠时间的延长可以极大改善被试者的心情。

玛还进行了另一项研究，测试睡眠时间延长对斯坦福大学橄榄球运动员的影响。她发现，他们的 20 码平均冲刺时间从 4.71 秒提高到了 4.61 秒，40 码平均冲刺时间从 4.99 秒提高到了 4.89 秒。在白天，运动员的昏沉状态出现得越来越少，他们的体能变得越来越好。"一些球队开始意识到，运动员睡眠质量提高带来的好处还没得到应用，"玛告诉我说，"应用睡眠研究的成果，可以为球队带来竞争优势。"

怎样能让普通人更加重视睡眠，这成为克里斯·温特感兴趣的议题。"如果我可以让专业运动员更重视睡眠，那他们的粉丝也许会效仿他们，"他告诉我说，"运动员认识到，睡眠为他们身体机能的提高与营养达标奠定了基础。"

顶级运动员为什么如此重视睡眠

率先利用睡眠优势的队伍之一是西雅图海鹰队，他们在 2013 年赢得了"超级碗"的冠军，并且在 2014 年蝉联冠军。主教练彼得·卡罗尔在训练中的创新行为就像在场上一样出名。"当涉及精确睡眠与科学睡眠的最佳做法，"卡罗尔告诉我说，"我们很幸运能够和专业人士在一起工作，他们针对加快运动员身体机能恢复进程，从身体策略和心理策略方面给予了我们指导。"

这支科学团队的负责人是山姆·拉姆斯登和迈克尔·热尔韦。山姆·拉姆斯登是球队运动员健康与运动表现的教练，迈克尔·热尔韦是运动与脊柱中心的高效能心理学教练。他们为球员和教练团队共同培训睡眠的重要性。"身体疲劳和运动表现紧密相连，"他们说，"睡眠是帮助运动员在长期的运动生涯下，持续保持体能和高投入的重要影响因素之一。"

新英格兰爱国者队的四分卫汤姆·布兰迪在上一届的超级碗比赛中打败了西雅图海鹰队，还赢得了"最有价值球员"的称号。布兰迪每晚八点半上床睡觉，他以接近 40 岁的年龄保持着最佳竞技状态。"我做出的所有决定都是以提高运动表现为中心的，"他说，"我想每天都能发挥出最佳状态。"

芝加哥熊队也采取了相同的战略。体育与科学协调员詹妮弗·吉布森训练队员怎样养成好的睡眠习惯与适当的小睡方法来提高运动表现，而且还在训练营为运动员提供记忆床垫。职业杯护锋凯尔－朗是睡眠的积极拥护者，他说："每天睡八九个小时与力量训练、学习比赛战术一样重要，我就像熟悉自己的手背一样熟悉所有战术。如果晚上只睡五六个小时，我的脑海中就会生出怀疑，造成反应迟缓。但是，当你在赛场上阻截对手时，你是不能有丝毫迟疑的。睡眠对我来说就像是一件武器。"

就像前 NBA 全明星球员格兰特·希尔所说，"人们总是谈论饮食与锻炼，但是睡眠同样重要"。四次获得 NBA "最有价值球员"

称号的勒布朗·詹姆斯说，他在训练期间每天要睡 12 个小时。曾经两次获得"最有价值球员"称号的史蒂夫·纳什在比赛期间都会小睡，这不仅有利于他当天的表现，小睡的益处也会贯穿整个赛季。专业铁人三项运动员雅罗德·舒梅克认为睡眠就是"训练的一半"。全世界跑得最快的人尤塞恩·博尔特说，"睡眠对我至关重要。我需要休息和恢复，才能承受住身体训练"。曾经三次获得奥运会金牌的排球运动员凯莉·瓦尔什·詹宁斯认为睡觉"是她待办清单上最难的事，但好好睡上一觉后感觉则完全不同"。网球明星罗杰·费德勒完败所有人。"如果每天不睡上十一二个小时，那就不正常，"他说，"如果我睡的时间不够长，我就会受伤。"在 2015 年温网赛前，他甚至在当地租了两处住所：一所供他的家人休息，一所供自己（和他的训练团队）休息，这样家人就不会吵醒他了。

睡眠对于行为能力的影响已经成为全球共识。英国南安普敦足球俱乐部的睡眠应用软件，可以让运动员记录每晚的睡眠状况。如果运动员的睡眠质量下降了，球队工作人员就会出面干涉。曼城足球俱乐部斥资 2 000 万英镑建成了新的训练中心，中心包括 80 个卧室。每到主场比赛之前，球员就会住到训练中心。球队教练坚信，不仅平时训练要重视球员的睡眠，赛前准备时期也要重视睡眠。

尼克·利特尔黑尔斯是曼联和其他顶尖足球队、橄榄球队以及英国自行车队的睡眠教练，他经常在运动员参赛前提前到达即将下榻的宾馆，对房间做出一些调整。他说："在 2016 年里约奥运会中，我为很多个球队进行了筹备，确保在比赛前酒店具备我们完成所有'恢复'项目的条件。"

2015年《华尔街日报》的头条文章写道，"大学橄榄球队诞生了一项新的统计数据：睡眠"。2012年，美国西北大学的橄榄球主教练帕特·菲茨杰拉德注意到他的球员在下午的比赛中明显表现出疲态，后来发现原因是比赛恰好在运动员下午午睡的时间举行。因此他在球队内开始实行一项"比赛日强制小睡"政策。这一年，该球队获得了10场比赛的胜利。"一开始，我们对睡眠知之甚少，只是有些好奇，"防守端锋泰勒·斯科特说，"但是现在我们真正接纳了睡眠，借助睡眠效率提升我们的竞争力。我们每天都会查看自己的睡眠数据。"

其他球队也开始关注睡眠。2015年，田纳西大学的橄榄球队在训练营参训时，球队教练布奇·琼斯为队伍引入了一项新的训练内容——睡眠追踪器与睡眠教练。这支球队与启明科技公司合作，通过改善睡眠帮助运动员提高运动表现。他们为每位运动员配备了一名睡眠教练，并进行全方位监测——从队员的睡眠时长，到他们多久入睡，再到他们的睡眠质量，这些测量结果会直接传送到手机应用上。在睡前一小时，球员们还会戴上橙色色调的眼镜，帮助降低屏幕蓝光对他们睡眠的影响。"我们可以看到校园文化发生了巨大的转变，"该活动的联合发起人利昂·萨松说，"如果你给大家展示每天睡9个小时以上可让人们变得更成功，那么那些睡得少的人大都会发生改变。"

匹兹堡大学的教练帕特·纳尔杜齐为了确保他的球员睡眠充足，会亲自到球队的宿舍帮球员盖好被子。"我们每天晚上10点半熄灯，10：45查寝，我们确保队员们能早点上床……我们不能在晚上帮助他们入睡，但是我得确保在这里孩子们都能好好休息。"

睡眠让你保持巅峰状态

睡眠与运动表现之间的关系不仅表现为运动员在赛前几天或几周睡眠充足，它与比赛时间和运动员自身的生物钟也有关。通常我们会认为主场优势主要集中在欢呼的人群和熟悉的环境，但是更大的优势也许是客场作战球员的身体处于紊乱状态之中——无论他们在家里睡得多好，旅程都会削弱他们的比赛优势。

为了验证这一点，克里斯·温特和同事回顾分析了过去十个赛季的美国职业棒球大联盟比赛（超过 2 500 场比赛），为每个队可能出现的时差问题都提供解决措施，然后根据研究所得数据预测"生理节律优势的大小与方向"。温特告诉我，"最终，我们证明了旅程会影响运动员的表现"。

范德堡大学的一项研究也证明了相同的道理。研究者研究了美国职业棒球大联盟 30 支球队在本赛季的表现。从 4 月到 9 月，球员"选球力"（也就是棒球击球手判断投手掷球路径变化的能力）下降了。这就是说，球员越疲惫，他们越有可能击出坏球。库切说，"选球力的下降与整个赛季过程中积累的疲劳有关，而疲劳是由频繁的旅行与缺乏充足休息造成的。"当球队认识到了这一点，采取措施制定缓解疲劳的战略来应对，便可以获得更大的竞争优势。"

温特与旧金山巨人队以及主教练戴夫·格罗艾斯特合作过。他们在一起调节球队的旅行计划，以降低睡眠对球员的影响。这就意味着球队队员有时候需要在比赛后，在酒店再住一晚，而不是直接坐上飞机回家。"我们要创造出一种情境，无论比赛几点钟进行，他们的大脑都会认为是在下午4点，"温特说，"这是运动员状态最好的时间。"顶尖时间生物学家迈克尔·斯摩伦斯克认为，巅峰的竞技状态和较低的受伤风险大都集中在下午3点钟到6点钟之间。

西雅图水手棒球队为了应对旅途带来的问题，引入了高科技手段。这个球队的地理位置处于明显劣势。2013年，西雅图水手队飞越超过5.2万英里去参加客场比赛，而处在中心位置的芝加哥白袜队到赛场的旅程还不到它的一半——只有2.3万英里。2014年，西雅图水手队开始佩戴莱迪手环，这是"疲劳科技"公司开发的一款睡眠监测设备。莱迪手环监测运动员的睡眠规律，并将该数据与训练数据结合在一起，将其作为影响因素纳入球队规划的决策中。

2015年，英国伯明翰大学的研究者探索了受自然节律影响的运动员的生物钟、相关的运动表现以及比赛时间之间的联系。被试者根据自身的生物钟被分为"云雀组"（早起型人群）、"猫头鹰组"（晚睡型人群），以及那些作息时间处于二者之间的人群。在他们身体状态最差的时间进行测试时（比如对猫头鹰组来说，身体状态最差的时间在早晨），他们的运动表现降低26%。研究者罗兰·布兰德施泰勒说，"如果你是早起型的人，却要在傍晚完成比赛，你的状态就会受到影响，因此你必须调整睡眠时间来适应比赛"。运用这些研究，布兰德施泰勒现在为运动员进行着相关的"生理节奏训练"。

对于运动员来说，睡眠不仅关乎当下的运动表现，还关乎长期的竞技状态。美国职业棒球大联盟中，那些身体虚弱的运动员，他们提前结束职业生涯的可能性比精力充沛的同伴高出 2 倍。"对于想在这个行业做得更久、收益更多的球员来说，"温特告诉我说，"忽视睡眠是一种不明智的做法。"

打造通往胜利的睡眠规律

对于顶尖运动员来说，睡眠不足造成的影响非常明显，也非常迅速——它会马上反映在运动成绩上。想象一下，我们所有人都把"睡眠"当作重要的影响因素，而体育评论员会针对我们每个动作进行详细而生动的播报：

"看，鲍勃，阿里安娜开始工作了，但是她看起来行动迟缓。她昨晚只睡了 5 个小时。"

"她打开了她第一封邮件。工作日开启了。"

"但是，鲍勃，你看她已经开始注意力不集中了——还没读完一封邮件，她就打开了一个可爱猫咪的视频。"

"她在干什么？她正在喝她今天第二杯咖啡。"

"令人吃惊！鲍勃。如果她能顺利完成上午的工作，那简直就是奇迹，更不用说完成这一整天的工作了。但是我告诉你，大家都在看她能做出什么成果。"

"她不行了，唐，她应该为昨晚的睡眠不足感到自责。"

"显然，她没能打出一场一流的比赛。你一定会想，胜利到底属于谁？"

"真是令人难以置信。"

幸好，我们并非都身在一举一动都毫无隐秘的体育世界，无须在专家的点评下调整生活方式。运动员和我们面临相同的挑战。在2014–15赛季的NBA比赛中，贾森·史密斯已签约纽约尼克斯队，这之前他效力于新奥尔良鹈鹕队。赛季开始时，贾森的妻子克里斯蒂生下了他们第一个孩子艾拉。贾森认为女儿的出生就是上天赐福，但他很快发现新生儿的到来打乱了他在NBA繁重的日程。"一开始的几周，我严重缺觉，一点儿都不夸张。"史密斯说。他每晚睡四五个小时，每两个小时或者不到两个小时孩子就要喝奶。在第二天早上训练的时候，他勉强支撑下来——"我眼神呆滞，非常疲惫"。

毫无疑问，他表现不佳。在他效力于新奥尔良鹈鹕队的上个赛季中，投篮命中率为46.5%，每场平均得9.7分。但是现在，他效力于纽约尼克斯队，前半个赛季由于睡眠不足，他的投篮命中率只有42%，每场平均得分7分（虽然上场时间短）。"当你想要发挥出最高水平时，睡眠不足是你需要克服的最大障碍。"他说。

到了一月中旬，女儿艾拉每晚可以睡得久一些了。随着她睡眠时间的增长，贾森投篮平均分也增长到了每场11分，助攻数从1.1个一跃升为3.8个。毫无疑问，女儿的出生让贾森学会了很多，她也让贾森认识到了睡眠的价值。

宣传睡眠明星

金州勇士队的安德烈·伊戈达拉也把睡眠放在第一位。但他并不是从一开始就这样。伊戈达拉最早的作息习惯并没有留给睡眠多少空间：他会熬夜看电视，然后第二天早上很早起来去体育馆。在比赛日，他会小睡三四次补觉，不过他欠下的睡眠债没办法轻易被偿还。

30 岁的时候，伊戈达拉告诉金州勇士队的运动行为教练凯克·莱尔斯，他需要求助睡眠专家。他的睡眠之旅就这样开始了：他将电子设备拿出卧室，降低自动调温器的温度，营造适宜的睡眠环境，并开始戴智能手环监测睡眠。在整个赛季中，他每晚 11∶15 结束工作，然后做伸展运动，深呼吸，看一会儿书，然后在 12 点钟睡着。第二天早上他会精力充沛地醒来。他这样形容自己——"睡得好，状态好，训练好"。

当伊戈达拉调整自己的作息，每晚连续睡 8 个小时后，他每分钟的投篮命中率达到了 29%，罚球命中率提高了 8.9%，三分球命中率翻了一番，每场比赛的失误数降低了 37%，犯规数令人震惊地降低了 45%。之后，他荣获 2015 年度 NBA 总决赛最有价值球员。他在 Instagram 上分享了他拿到最有价值球员奖杯的照片，因为睡得好，这个奖实至名归。

为了在奥普拉网站上开设网课，我邀请了一位客座导师，那就是洛杉矶湖人队的科比·布莱恩特。"我蜕变了，"布莱恩特说，"我曾经每晚只睡三四个小时。要让大脑安静下来很困难。现在我进步了，每晚能睡 6 到 8 个小时。"他的睡前仪式是冲个热水澡，然后关掉手机。"你知道睡眠给了我什么吗？"他说，"它让我更加精力充沛，有更多的时间和家人在一起，享受和孩子共处的时光。休息时间增多，我就可以在工作后回到家，陪孩子一起玩耍。"

显然，睡眠是体育界下一个创新根据地。这是一件好事，因为体育会对文化施加有力影响。"睡眠"是健康体魄的坚实基础。想象一下，将来的 NBA 明星不仅会在运动鞋上签名，还会在枕头、闹钟和眼罩上签名。

也许在未来，明星运动员会成为睡眠革命的公共代言人。到那时，"睡眠"这个并不神秘的纯天然配方，会让所有想探索最佳状态的人受益。就像睡眠给那些职业选手带来改变一样，睡眠也会带给我们巨大的改变。

第十四章
用科技助眠

（而不是把电子产品放在床头柜上）

随处可见的科技产品及其令人上瘾的天然属性，让我们难以轻易割舍掉它们，直接上床睡觉，好在有关科技与睡眠的消息也不都是负面的。科技延伸到我们生活的每个角落，它不仅帮助我们搭建与世界联系的桥梁，还能帮助我们了解自己。这是科技的崭新阵地——不是向外延伸，而是向内深入。

我们从没打算在生活中把科技拒之门外。我们能做的就是发挥科技的最大功效。现在，出现了很多声称可以改善我们睡眠的产品，从致力于帮助我们提高睡眠质量的手机应用，到一系列以睡眠为目的而开发的硬件设备，比如降噪耳机、智能耳塞或是可以发出自然光模仿日出日落的灯泡等。新的睡眠产品不断打破融资目标，同时，随着灵活的新企业冲击旧有的商业格局，床上用品整个产业都在被重新洗牌。

我个人的睡眠革命从九年前就开始了，当时我还没使用过睡眠跟踪设备，因此我就是个活生生的例子，证明你也可以在没有这些设备的情况下做出改变。

科技给予我们空前的力量去了解自己。2015 年"数码睡眠"公司的一项调查显示，43% 的被试者说他们记录过自己的运动状况，41% 的被试者记录过自己的饮食状况。只有 16% 的人记录过睡眠状况。但是这个数字有望提高，因为 58% 的人希望了解如何追踪睡眠数据，怎样获得更好的睡眠。

詹姆斯·普劳德是"你好"公司的创建者和首席执行官，"你好"是一家数据科学和工程公司。最近它推出了一款叫作"感觉"的产品。这是一个放在床边的非穿戴式睡眠追踪器，不仅能记录你的睡眠数据，而且还能感知影响睡眠质量的亮度、声音、温度、空气质量以及空气湿度。"这让我们能够更加全面地了解睡眠信息，想办法去改进。"普劳德告诉我。这些信息通过放在床边的球形环境监测装置、夹在枕头上的"睡眠药丸"以及手机上的应用软件获得。这个装置还包含闹钟功能，可以在睡得最轻的时刻叫醒你。另一个获得很大反响的产品是奥特迪亚设计制造的"克罗纳"，它是一块可以放到你枕头里的记忆海绵，能够根据人体头部和躯干的动作记录睡眠状况。"克罗纳"的共同创始人本·布朗斯特说，他的目标就是将"克罗纳"设计成为绘制家庭多导睡眠图或是进行多导睡眠检测的设备，为用户打造成熟的居家睡眠实验室，这里没有令人不安的监测电线，被试者也不用整晚待在实验室里。

人造光原本是科技进步带来的问题，但如今科技正在减少人造光带来的危害。我们知道，光亮会抑制身体褪黑素的分泌，而这种激素是帮助我们调节生理节律的。现在我们还知道，微弱的光可以对人体造成巨大的影响。哈佛大学研究员史蒂文·洛克利认为，8勒克斯的光照就足以对我们产生影响——这要比大多数房间灯光暗得多，相当于夜灯亮度的两倍。不仅仅亮度会影响我们，灯光的种类也会对我们产生影响。研究者认为，我们使用电子屏幕时所接收的蓝光，以及荧光灯和 LED 灯释放的蓝光，都会对褪黑素分泌和身体生理节律产生严重的影响。

理想的解决办法就是让电子屏幕远离我们。如果我们不想这样做的话，还有很多供我们选择的科技方法。比如，有一款 f.lux 蓝光过滤软件，可以在一天里自动调节电子设备的光照。"白天，你的电脑屏幕很亮，它被设计得就像太阳一样明亮，"蓝光过滤软件的共同创造者迈克尔和洛娜·赫夫写道，"晚上 9 点、10 点，或是凌晨 3 点，你应该看不到太阳。"因此在白天，你会看到像阳光一样明亮的屏幕。但是到了晚上，你屏幕的光会变暖，屏幕蓝光降低。2015 年 8 月，f.lux 蓝光过滤软件增加了一个新功能，即睡前闹钟功能。在你进入 9 个小时睡眠之前，它会每半个小时向你发一次提醒，这样你就能知道现在是什么时间。"有点像电子睡眠提醒，提醒你上床睡觉。也许下一步他们可以增加电击功能。像我这样的人有时候需要一点强制机制。

科技也可以帮助父母。父母们深知如果孩子不睡觉，他们也睡不了。当然，过去几十年里，父母总是运用"科技手段"哄孩子睡觉：风扇、洗衣机、洗碗机或是吹风机的响声，甚至更加激进的做法，或者是把孩子系在后座的安全椅上来一场没有目的地的旅行。但是现在又有很多新的选择，从数据追踪器到可定制的白噪音器。

如果你希望在指导下做一场冥想，或收听舒缓的音乐来助眠，你可以把它们下载下来，这可以让你避免在半夜醒来，一拿起手机就受到信息和社交媒体的诱惑。要记得，手机就是睡眠的克星——我在附录 B 中列举了一系列可以提高你睡眠质量的应用。你可以有针对性地使用它们，但是要记得，没有一款 App 能让你把 8 个小时的睡眠时间压缩到 4 个小时。

科技可以让我们拥有更健康的生活，但是这不意味着我们要缩短睡眠时间。如果我们自己不重视睡眠，那么最厉害的科技手段也不能帮我们避免睡眠不足带来的负面影响。

我的睡眠愿望清单

仅仅知道睡眠能够改变我们的生活是不够的，我们还要把知识转化为行动。我的愿望清单上有很多项目。有些是很严肃的愿望，有些是异想天开的想法，有些是我的个人愿望，有些是对公共政策的期待，有些是乌托邦式的空想，有些我完全可以做到。

"生前何需久睡，死后必会长眠"这句话可以被历史淘汰掉了。

希望有一天，睡眠垫能像瑜伽垫一样普遍。

人们会将"健康的睡眠习惯"写在简历里和求职网站上。

成立国家睡眠委员会，将睡眠问题作为美国疾病控制与预防中心的公共健康事项。

发起一场大规模的抵制疲劳驾驶的公益宣传。

在驾驶员培训课程上除了对醉驾进行警告之外，还要对疲劳驾驶进行教育。

进行困倦程度的测试，对疲劳驾驶进行监测和管理。

出售可穿戴健身追踪设备，让它在我们疲劳驾驶的时候发出警告，并自动呼叫网约车。

保险公司对拥有健康睡眠习惯的人提供保险费折扣。

通过更加严格的法律强化管理，让长途客车司机能获得足够的睡眠。

让安眠药广告成为过去时。

实施范围更广的校园改革，推迟学校的上学时间，这样孩子和大人都可以多睡一会儿。

发明出一种可以记录和回访梦境的设备。

最后一条，发布一款应用软件，能在我们准备睡觉前和醒来后的那一刻，将智能手机变成非智能手机，而且没有撤销功能！

后　记

发现睡眠的力量

现在，我们更多地了解到睡眠不足带来的危害，以及睡眠在生活中的核心重要性。我们有更多的医生、教练、健康专家以及行为导师给我们提供睡眠解决方案，其中很多方案科学可靠。在各个领域，有越来越多的领导者明白，会休息的员工才是好员工。在体育界、教育界、医药界，以及在职场，睡眠开始夺回它应得的尊敬。

如果想真正恢复睡眠在生活中应有的地位，就需要考虑超越工具与科技层面的问题，不只是薰衣草袋、遮光窗帘、太空床垫，或是对咖啡因和电子屏幕的限制。毫不夸张地说，在一天结束的时候，我们应该自然而然地入睡，而不是不停地调整自己。我们更不能将自己投入战时状态。我们可以从简单且影响深远的事情做起，问问自己到底想要过什么样的生活，我们的价值何在，人生的意义又是什么。

我们知道，当我们陷入日常工作和追求中，被动接受社会对于成功的认知时，我们很容易向自己妥协。当我们把整个生活压缩为未完成的事件，当生活成为无穷无尽的待办清单，我们每晚都会很难安睡，更别提拥有深入的生活体验。

在传统的日本茶道中，武士在进入茶室前，通常会将佩剑卸下放在屋外。这象征着要让日常生活的纷争、紧张和争斗远离茶室的净土。事实上，在通往茶室的路上，他们常会经过一个花园，目的是让他们逐渐与外面的世界分隔开来，进入到一个更加安静、更加深沉的状态。

为了每晚入睡前将外面的世界遗忘（现在，我们的"佩剑"常常是电子设备或手持设备），我们必须首先认识到，我们自身的价值不仅在于奋斗、胜利和失败。我们不应被工作和头衔所定义，个人简历并不能完全代表我们。睡眠通过让我们正确地认识世界，向我们提供了一次重新认识"我们到底是谁"的机会。通过睡眠这种联结，我们对外界的恐惧与忧心可以逐渐消散。

对于很多人来说，能够这样思考就是一个巨大的转变。我就曾经历过这样的转变。毕竟我们生活在一个"结果比一切都重要"的世界。那么当我们还未获得结果时，我们又是谁呢？如果我们停止发邮件或者编辑短信，停止计划和实施，我们会不会就不存在了？（不难想象，新时代的笛卡儿会说，"我发推特，故我在"。）

睡眠占据了我们一天三分之一的时间，能在健康、清晰的思路、做决策和生活参与度等方面给我们带来诸多好处，这促使我们反省什么是人生最重要的事情，并帮助我们相应地调整一天内各种事项的优先级。

我热爱这个时代，人们可以重新看待睡眠产生的力量，我们正在从黑暗的睡眠中世纪进入睡眠复兴时代。一种前所未有的可能性诠释着这次复兴，它不仅仅植根于科学，还植根于对睡眠的认知。睡眠不仅是日常生活的一个重要组成部分，它还有助于我们更好地工作、做出更加完美的展示、提出更多精妙的构想、在球场上有更好的表现……毫无疑问，如果你开始认真地看待睡眠，接纳它，那么睡眠可以在所有这些事情上帮助我们，因为睡眠是一种能让你把注意力从周遭问题转换到更高现实层面的最简单的日常方法。

这都是我的经验之谈。我经常会被问及一个问题："你现在每天能够睡这么长时间，真的很羡慕你。但是如果在年轻的时候你就这样做，还会获得如此成功的事业吗？"我的回答是非常肯定的——我不仅能获得事业上的成功，还可以同时做到更加快乐、更有活力，不必牺牲健康和亲密关系。

科技让我们更有掌控感，提供给我们更多选择和便利。但是科技也向我们兜售幻想，时刻都在替我们筹划，左右我们的生活。睡眠向我们提供了完全不同的生活，它不仅可以让我们在主流观念认同的框架下做更好的自己，还可以教会我们如何去相信、去放下。

重新拥有更充足的睡眠，我们也就拥有了人类史上睡眠一直给予我们的馈赠——一扇通往神圣之地和幸福生活的大门。

后 记

附录 A

睡眠质量调查问卷

下面的睡眠质量问卷（睡眠状态指导标准）是牛津大学睡眠医学教授、睡眠教育应用"睡好觉"的共同创始人科林·埃斯皮设计的。你可以把它当成一个有帮助的科学方法，让你和自己、家人及朋友好好交流；或是把它当作一个有效参考，让你可以更新和维护自己与睡眠的关系。

首先，选出每个问题最准确的回答。然后，将每道题的分数加在一起，完成睡眠评估，并阅读对应的提高睡眠质量的技巧。

1. 你要花多久入睡？

0~15 分钟	4 分
16~30 分钟	3 分
31~45 分钟	2 分
46~60 分钟	1 分
60 分钟以上	0 分

2. 如果你晚上会醒来，醒着的时间一共多久？（将你所有醒着的时间加在一起。）

0~15 分钟	4 分
16~30 分钟	3 分
31~45 分钟	2 分
46~60 分钟	1 分
60 分钟以上	0 分

3. 如果你实际起床的时间比计划起床的时间要早，那么你会早醒多长时间？

我不会早醒 / 大约 15 分钟	4 分
16~30 分钟	3 分
31~45 分钟	2 分
46~60 分钟	1 分
60 分钟以上	0 分

4. 每周你会有几个晚上失眠？

0~1	4 分
2	3 分
3	2 分
4	1 分
5~7	0 分

5. 你认为自己的睡眠质量怎么样？

非常好	4 分
不错	3 分
一般	2 分
不好	1 分
极差	0 分

6. 是否影响你的心情、精神和人际关系？

完全没有	4 分
有一点点影响	3 分
有中等程度的影响	2 分
影响较大	1 分
严重影响	0 分

7. 是否影响你清醒时刻的注意力、效率以及能力？

完全没有	4 分
有一点点影响	3 分
有中等程度影响	2 分
影响较大	1 分
严重影响	0 分

8. 通常会困扰你吗？

完全不会	4 分

有一点点困扰　　　　　　3 分

有中等程度的困扰　　　　2 分

困扰较大　　　　　　　　1 分

严重困扰　　　　　　　　0 分

9. 你的睡眠问题持续多久了？

我没有睡眠问题 / 少于 1 个月　4 分

1~2 个月　　　　　　　　3 分

3~6 个月　　　　　　　　2 分

7~12 个月　　　　　　　1 分

长于 1 年　　　　　　　　0 分

现在将你的总分填在这里：＿＿＿＿

采用相应的指导措施

0~9 分：你的睡眠问题似乎很严重。你应当寻求帮助解决这个问题。

10~18 分：你有一些睡眠问题，现在重要的是重新审视你的睡眠习惯，并找到改变的方法。

19~27 分：你的睡眠状况不错，但仍然有些方法可以让你的睡眠质量进一步提高。

28~36 分：你的睡眠状况很好。继续保持好习惯，并向周围人推广。

附录 B

冥想手册

为了能让你从一天的压力中解放出来、身体上和精神上都做好入睡准备，我在这里列出了一系列的指导性冥想和一些舒缓心情的音乐，以及能令你放松下来的指导音频。

首先，摆一个你比较舒服的姿势。深吸一口气，然后轻柔、自然地呼气放松。再吸气，这次呼气的时候，排出你白天的经历和体内所有的烦恼。逐渐放松你的下颌，然后吸气，这次呼气时排出你所有的担心、不安和烦恼。像呼气一样把它们全部排出体外。

现在再放松一些，然后开始正常地呼吸，关注你的气息起伏。如果脑袋里忽然闯入一个想法，把注意力放在你的呼吸上。不要跟随你的思绪，不要被你的思绪抓住。将注意力指向你的呼吸——不要刻意呼吸，要自然而然地呼吸，就像你平时的呼吸一样。每呼吸一次，你就会发现自己越来越放松，所有的紧张都消失不见了。

注意你背部、手臂、肩膀和双腿的感受——它们都自然下沉，变得更加放松。不管你认为自己此刻有多么放松，都可以在放松之路上走得更远。

持续这样做，你就会发现在一呼一吸之间，你感到更加放松。在这种放松的状态下，你会感到房间充盈着一种光，宛若一层纯净的白雾四处飘散，弥漫在你周围，营造出至善的环境。用心感受这片薄雾带给你的保护和温暖，你会发现它的颜色在发生变化。

现在，你看到这片白雾变成了艳丽的红色，它将把你带入一种平和的状态。

现在红色慢慢变成了活泼的橘黄色，它往体内注入了内在力量。

随着你再次呼吸，它变成了亮黄色。身处这片黄色的雾气中，你解开了束缚，放松下来，与灵魂深处的自我和谐相处。

现在这片薄雾变成了舒缓、自然而治愈的绿色。如果你身体或意识的某个部分需要安抚，让这片治愈的绿色融入其中。

你发现自己更加放松了，自然地微笑一下，因为这将对你有所帮助。

现在绿色的薄雾变成蓝色，象征着在精神层面，你和灵魂更深处的自己达到了和谐的状态，不管经历什么，你都能保有爱心、和平与快乐。房间里和你意识中的绿色变成蓝色，它强化了一种感觉，令你觉得一切都好，每件事物都在正确且合适的位置上。

依然关照你呼吸的起伏，这时，紫色的雾气弥漫这个房间，转化所有负面的思想和感受。将所有的干扰都扔到这片紫色中去，看着所有的干扰被绝对的爱代替。

现在这片薄雾又回到了白色，让你感到舒适、放松。用心呼气、吸气。你吸入了爱，然后又呼出了爱。继续呼吸，让这份爱随着你一呼一吸，在你的心头律动，感受这份平静祥和的能量环从你的心中升华到大脑中。当你吸入爱，又呼出爱，另一个能量环从你的心中进入到腹部，停在肚脐之下。

你的心灵、你的大脑和你整个身体都处于和谐状态之中。你要做的就是跟随你呼吸的起伏，默念"爱"、"和平"或是"愉快"这几个词，哪个对你最有用就默念哪个。

就好像你变成了一种精心调试的乐器，你弹奏的声音就是天籁之声。继续呼吸，你会感受到深层的自我意识以及内心的平和与安详从你的心头延伸到无限远。

这一刻，只剩下爱、和谐与安宁。当你捕捉到心中的爱、和谐与安宁，就说明你已经做好准备进入酣甜、放松的睡眠，在那里，你会恢复精神，成为崭新的自己。

致　谢

　　一开始，我就希望《拯救你的睡眠》这本书能够囊括当下与睡眠有关的重要科学发现，讲述人们的故事与经历。而且在我完成这本书的过程中，我努力容纳了更多的声音。因此，这本书相当于人们关于睡眠的共鸣——更多人的更多想法都进入到这本书的内容中。《拯救你的睡眠》汇集了多方力量，我无比感谢所有帮助我完这本书的人。

　　这么多年来，我对"睡眠"这项事业充满激情，而我非常要好的朋友，同时也是我的文学经纪人詹妮弗·鲁道夫看到了这本关于睡眠的书的潜质。她将我送上了这趟神奇的写作之旅，一直陪伴着我向前走，给我反馈、指导以及智慧的见解。

　　《拯救你的睡眠》这本书是在大量科学研究的基础上写成的，我认为最重要的就是从严格的科学角度确立睡眠在生活中的重要性。我向布雷恩·莱文、安娜·麦克雷迪、马尔戈·麦格拉斯、马科斯·萨尔迪瓦尔和戴维·苏致以诚挚的感谢，感谢他们长期以来在成书的过程中做出的贡献。

　　我也非常感谢我的编辑罗杰·肖勒，他用精湛的职业才能编辑这本书，并鼓励我从家庭成员、我所遇到的人、《赫芬顿邮报》世界各地的读者那里，获取更多的故事。这是我们合作的第三本书，每一次都越来越好！我也要感谢兰登书屋的英国编辑艾德·福克纳，他展示出了非凡的洞察力，指导我怎样让这本书更具国际影响力。我能够和皇冠出版集团非常厉害的团队——总裁玛雅·马弗耶、和谐图书的出版人亚伦·韦纳和编辑主任戴安娜·布洛尼——一起合作，这让我感到很幸运。还有制作编辑帕特里·夏肖，在她的守护之下我的手稿才得以成书，克里斯·布兰德为本书设计了令人惊艳的封面，伊丽莎白·兰德弗雷士对本书做了精巧的设计，罗杰·肖勒的出版助理丹那列·迪亚兹和整个皇冠出版集团的销售团队为本书的出版与宣传做出了贡献。我还要特别感谢皇冠出版集团的市场总监朱莉·赛普勒和高级市场经理克里斯蒂娜·福克莱斯，她们为本书的发行灌注了所有的想法。还有行政公关彭妮·西蒙、高级推荐人丽贝卡·马什，因为她们的工作和奉献，这本书才得以和公众见面。

此外，斯蒂芬·谢里尔和格雷格·拜耳对草稿进行了无数次的校订，大幅度提升了本书的质量。非常感谢罗伊·赛科夫——我们在一起工作了十六年，这是他为我编辑的第八本书。同样也感谢卡罗琳·格雷瓜尔、苏西·斯顿特纳、戴蒙·贝雷斯、泰勒·金凯德和克里希卡·瓦拉格，他们都曾在《赫芬顿邮报》上发表过有关睡眠与冥想、睡眠与酒店、睡眠与大学、睡眠与科技的文章，他们的研究非常重要。

我接触了很多科学家、医生和历史学家，我惊叹于他们慷慨的解答，这让这本书的内容更加丰富了。因此，我非常感谢詹妮弗·艾尔希尔、M.萨夫万·巴德尔、约翰·巴奇、马蒂亚斯·巴斯纳、克里斯蒂安·本尼迪克特、拉凯什·巴塔查尔吉、迈克尔·布里乌斯、凯莉·布凯利、维克多·卡里翁、玛丽·卡斯卡登、安詹·查特吉、克里斯托弗·科尔韦尔、伊丽莎白·达马托、理查德·戴维森、霍拉西奥·德拉伊格莱西亚、迈克尔·德克尔、威廉·德门特、戴维·丁格斯、穆拉利·多拉瓦米、海伦妮·恩塞乐姆、罗素·福斯特、英迪拉·古鲁哈戈瓦图拉、格雷格·雅各布斯、哈维·卡普、保罗·凯利、克里斯汀·克努森、弗兰克·李普曼、谢利·马、皮特曼·麦基、詹姆斯·麦肯纳、伊曼纽尔·米格诺、鲁宾·奈曼、梅肯·内德加德、马蒂厄·里卡德、丽贝卡·罗宾斯、蒂尔·伦内伯格、迈克尔·罗伊森、克利福德·萨珀、克莱尔·索罗、理查德·施瓦布、克莱尔·塞克斯顿、杰罗姆·西格尔、约翰·蒂默曼、温迪·特罗塞尔、尤斯·范·萨默伦、琼·威廉姆斯、克里斯·温特、希瑟·克莱兰·伍兹，卡罗尔·沃斯曼、邓肯·杨和珍妮特·赞德。

帕特里克·富勒热心地阅读了本书的所有手稿，并帮助我把复杂的科学知识转化为外行也能理解的话，科林·埃斯皮设计了附录中的调查问卷。我无比感谢阿兰·蒂里克森、凯特·达夫和罗杰·艾克奇在睡眠史上的研究，这影响并拓展了我的认知，也感谢他们花时间阅读我的草稿并提出建议。

我深深地感谢谢丽尔·桑德伯格，她在读了我早期的手稿后，不仅仅看到了我错过的机会，还对我的书逐字逐句进行校订。她建议我可以在科学知识的讲述中加入一些幽默元素。也感谢谢丽尔·特克，因为她的校订，这本书的结构大大改善，她提醒我不必每段叙述都包含科学研究。

特别感谢保罗·凯耶，他用智慧与坚定的支持，帮助我完成了本书的写作，并且也让我在自己的生活中把睡眠放在优先位。还有《赫芬顿邮报》健康版面编辑帕特丽夏·菲茨杰拉德，她分享了她对所有能提高睡眠质量的自然方法的见解，包括针灸、草药、顺势疗法等。

感谢帕蒂·吉夫特、约翰·蒙托里奥、伊莱恩·利普沃斯、费思·贝赛勒得、谢莉·里德、弗兰·拉斯克、简·谢泼德、提莫西亚·斯图华特和琼·维特科夫斯基，感谢他们细致周到的校订。

也感谢丹·卡茨、杰夫·史瓦福、凯蒂·斯皮尔和奥拉西奥·法比亚诺的支持，以及将这本书推广到全世界的非常伟大的团队，他们是莫妮卡·李、莉娜·奥尔巴赫、特雷西·费雪、拉斐拉·德安吉利斯、伊丽莎白·沙因克曼、埃里克·佐恩、卡蒂·基亚拉和伊丽莎白·古德斯坦。

最后，我想谢谢我的妹妹阿加皮，我们从童年时期就开始在"睡得更好"这件事上彼此分享。我写的每一稿她都读过很多遍，她会提醒我那些我自己已经忘记的事，让这本书在方方面面都有所提高。谢谢我的女儿克里斯蒂娜和伊莎贝拉，她们年少的时候就学会了健康的睡眠方式，现在每当旅行时，她们都会督促我睡足觉。令人感到意外的是，伊莎贝拉在读过有关做梦的这一章后，更加关注她的梦了，并且总会与我分享这些梦，这些梦总是会带来一些有意思的谈话。

　　我将这本书献给全世界千千万万的人，献给感到不适或疲惫的人，献给那些渴望睡个好觉的人。我希望这本书可以将他们带入梦乡。